メンタルヘルスの労働相談

メンタルヘルス・ケア研究会　著

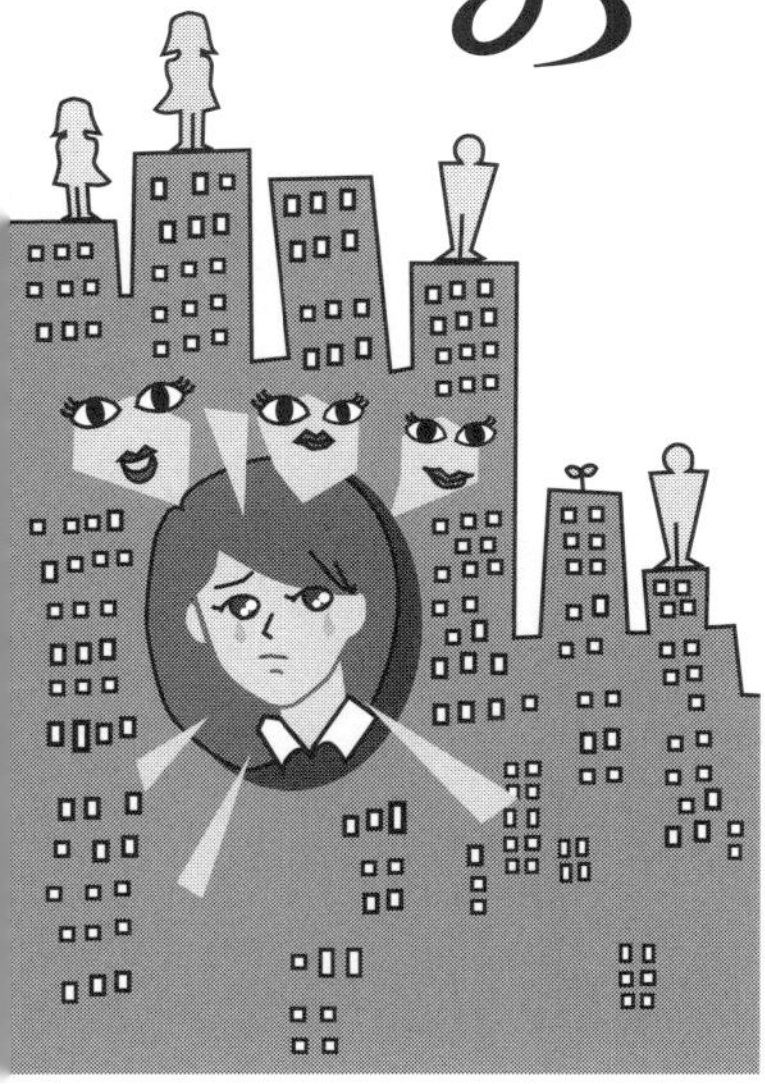

緑风出版

用語解説

パワーハラスメント

いわゆる「パワーハラスメント（パワハラ）」については、各国の風土によってとらえ方が違っています。日本では「いじめ」です。そこに「パワーハラスメント」の言葉が輸入されました。「パワーハラスメント」でくくってしまうと、「いじめ」の概念から抜け落ちてしまうものがある気がします。例えば、「陰湿ないじめ」などです。

そこで、引用以外では「パワーハラスメント」は使わないようにしています。「パワハラ」と「セクシャルハラスメント（セクハラ）」については、現在「セクハラ」にはガイドラインがあるので、そのあるなしで区別することがあります。

トラウマ（**精神的外傷**）。

ＰＴＳＤ（**Post-traumatic stress disorder**）**日本語訳は「心的外傷後ストレス障害」**

障害や虐待、レイプや交通事故の被害者、被殺害者の遺族、自然災害の被害者などの体験が原因となって現れる精神的後遺症。昔はすべてトラウマで言い表されていたのですが、最近の概念としてＰＴＳＤが一九九五年に登場しました。しかし、概念は学者によって違っています。

はじめに

問題提起

「過労死に関する座談会で、精神科医の中澤正夫氏から聞いたところでは、一九八〇年代後半、バブル期に、ストレス症で精神科を訪れる会社員が増えた。ところがバブルがはじけて以降、そうした受診者はだんだん減っている。それというのも、ストレス程度の訴えでは外来に行けない、その程度の心身の不調で休めばリストラされるかもわからない、人員削減つづきで職場が忙しく、休みようがないというのである」（森岡孝二著『働きすぎの時代』岩波新書刊）。

「『過労死に至るまでの長時間労働』の背景を考えるには、なぜ、健康を害してもなお働き続けるのか、という段階まで突っ込んで分析しなければいけない」（川人博著『過労死社会と日本』花伝社刊）。

「成果主義賃金制度が導入されたらメンタルヘルス問題が増えたといわれる。しかし実際に過労死、そしてうつに罹患しての過労自殺が社会的に問題になってきたのは、バブル期の八〇年代後半からである。そうするとメンタルヘルスの問題は成果主義賃金制度だけが問題ではないということになる」（東京管理職ユニオン編『成果主義神話の崩壊』旬報社刊）。

現在問題になっているメンタルヘルスケアの問題を考える場合、このような課題が設定されることになります。

変形労働時間制、フレックスタイム制、裁量労働制が導入される

八五年は日本の雇用問題を語るには大きな転換点でした。

五月十七日、「男女雇用機会均等法」が成立。男女差別禁止事項が盛り込まれましたが努力目標でしかなく、その一方、女子の時間外労働、休日労働が一部解除になりました。女性労働者は「男性労働者と均等のチャンス」を保証されたといわれましたが、現実は「男の『戦場』に均等に『出兵』させられたのでした。

十二月十九日、労働基準法研究会が最終報告書を提出。その内容は労働時間の規制緩和で変形労働時間制、フレックスタイム制、裁量労働制などが含まれていました。

八七年、さらに労働時間の規制を緩和させる政策として「労働基準法」が改正されました。裁量労働制の導入は、残業をしても賃金を支払わないことを合法化するものであり、これまで賃金は労働時間への対価であったが、業績に対して支払われることを承認する、労働基準法の根幹を揺さぶる転換でした。裁量労働制は、労働時間が生活時間・睡眠時間に大きく侵略し、労働者の人権や生活権を否定するものとなっていきました。成果主義賃金制度（「成果主義賃金制度」は後述）、「ホワイトカラーエグゼンプション」が浸透する萌芽はこの頃にあります。

裁量労働制が導入された頃から「過労死」が社会問題となってきます。

八八年四月、大阪で弁護士有志が「過労死一一〇番」のホットラインを開設、十月、過労死弁護団全国連絡会議を結成しました。

「バブル経済」状況で労働法制の規制緩和に拍車がかかっている中でも女性労働者は声を挙げ続けました。

九七年六月十一日、男女雇用均等法と労働基準法が改正されました。均等法では男女差別禁止の強化がはかられましたが、引き換えに女性労働者に対する時間外労働、休日労働、深夜労働の規制などが撤廃されました。時間外労働、転勤などを了承して男性並に働く女性労働者については男性と同じような処遇をするチャンスを与えるというものでした。

労働基準法反対闘争が、九七年から九八年九月二十五日に成立するまで、全国で展開されました。裁量労働時間制が一一の専門業務からホワイトカラー全体に拡大されましたが、反対闘争の成果として、当初の目論見から外れた使い勝手が悪い裁量労働時間制となりました。

リストラされずに残った労働者が体調不良に

一九九八年三月から自殺者は急増しました。期末決算が原因と言われました。しかし一時的なものではなくその後急増したその状況が続いています。九八年以降、自殺者は年間三万人を維持しています。

「よく、うつ病と自殺、過労と自殺の関係が言われます。しかし私たち実態調査の中から見えてきたのは、過労の前に配置転換、昇進があります。まず企業は業績が悪化するとリストラをする。配置転換された人たちはリストラされずに職場に残りました。残ったら安泰なのかというと、リストラのあった職場ですから人員が減っている。一人当たりの労働負担は大きくなります。

また職種がまったく違う職場間の配置転換がおきています。これまで営業をしていた人が総務をする、技術畑の人が営業もしなければならない。しかし人員削減に合い、一人当たりの労働負担が大きくなっている中では、引継ぎ時間が充分に取られていません。前任者がリストラされていたり、忙しいということがあります。そのような状況下で仕事を始めなければなりません。そうすると前任者が一時間で終わらせていた仕事が三時間とか五時間かかる。しかも異動と昇進が重なると責任が重くなります。

そういうなかで責任ある立場の人たち、責任感、正義感が強い人が職場で追い込まれて過労になります。仕事に失敗したり、上司から叱責され、部下からは仕事ができないと突き上げられる。それでも何とか頑張ろうとするとうつ病を発症させてしまいます」。

（研究会での「NPO法人自殺対策支援センター　ライフリンク」代表清水康之さんの講演から）。

労働から「人格」が奪われ「人権」が消えた

一九八〇年代後半のいわゆるバブル経済は労働者の価値観を変化させました。あらゆるものが価格付けされ商品化されます。労働者は「中流」と言われ、物的商品を所有することがステータスとなります。労働者は「もの」のために働きました。

労働組合の要求以上の賃上げが行なわれることもありました。賃金は交渉で決定するものでなくなりました。

その後の経済不況下で、会社は人件費削減を目的として成果主義賃金制度を導入します。成果主義賃金制度は、賃金が労働者という「人」に支払われるのではなく「成果」への対価として支払われます。賃金から生活維持の手段という性格が削ぎ落とされました。

オイルショック以降拡大した営業・サービス業の分野では商品価値が消費者の言い値で決定します。ダンピングは賃金を直撃します。

業務が上位下達でマニュアル化し、労働者の創意工夫や個性の発揮が奪われます。独自の業務遂行は秩序破壊と批判され、物言わない（考えない）労働者が増えていったのです。

このような中でそれまでの職場秩序は崩壊し、労働者の働き方、働かされ方が変化していきました。同時に労働から「人格」が奪われ「人権」が消え、労働者の生活権が奪われました。

労働者・労働組合の団結も難しくなっています。

しかし労働者の歴史的闘いの確認になりますが、「労働は商品ではない」のです（ＩＬＯの標語）。

お互いの無理解がトラブルを拡大させる

一九九〇年代後半の中高年社員の大量リストラが行なわれた以降は、上司・管理職として職場管理の経験・能力が蓄積されていない社員が登用されました。特に乱暴なリストラを強行した会社の状況は荒廃し、社員同士の信頼関係も崩れています。

管理職は、不得手な部署への異動や職種変更になった部下個々人の職能を掌握しきれていないまま、業務量などを考慮しないで、〝万能〟の即戦力を要求し、大きな成果を期待する業務指示を出さなければなりません。そのような中で、上司は部下を〝使えない〟と感じ、部下からは、上司が足を引っ張っているとの訴えも出てきます。社員はクッション、「逃げ道」が保証されていません。

このような状況で、理解不足のまま、納得できないままで無理な業務遂行を続け、方向性が見えずにストレスをかかえ体調を崩している場合も多くあります。

取り組みを開始させた「電通過労自殺裁判」

雇用状況が大きく変化する中でメンタルヘルスケアの問題は深刻な状況が進行しました。

そのような中で八七年に生産性本部は生産性向上運動の視点から「メンタル・ヘルス研究所」を設置します。

九五年一月十七日に発生した阪神淡路大震災のとき、ロスアンゼルス大地震の経験を踏まえて、日本ではじめて被災者におけるＰＴＳＤ（用語解説参照）の問題が取り上げられました。

二〇〇〇年八月「電通過労自殺裁判」（詳細は後述）の差戻審で高裁において勝利的和解が合意されました。これを契機に会社も職場のメンタルヘルスへの取り組みを開始しました。

労働省も「電通過労自殺裁判」一審判決後取り組みを開始しました。

九九年九月、労働省は自殺と精神障害等に係る労災認定のために「心理的負担による精神障害等に係る業務上外の判断指針」を策定し都道府県労働基準局長に通達。労災申請件数は増加しました（詳細は後述）。

二〇〇〇年八月九日、労働省は「事業場における労働者の心の健康づくりのための指針」を発表しました（詳細は後述）。

二〇〇四年十月、厚生労働省は「心の健康問題により休業した労働者の職場復帰支援の手引きについて」を発表しました（詳細は後述）。

しかし、労働者がおかれている状況に厚労省の政策は追いついていません。それよりも「規制緩和」が続いた労働法規をさらに緩和しようというようにもみえます。

労働者保護の政策要求と職場での推進は、労働者自身の課題となっています。

目次　メンタルヘルスの労働相談

第三章　どう対処するか

第五章　精神疾患の労災認定と問題点

第六章　職場復帰を成功させるには

第七章　自殺願望者・若者へのメンタルヘルス――170

第八章　労働相談のメンタルヘルス・ケア 191

第九章　私の叫びを私たちの叫びに 210

第一〇章　メンタルヘルス・ケアの課題

第一章　職場いじめの労働相談

労働相談

〝まさか〟が現実に

ユニオンは日々労働相談を受けています。

相談者は、具体的トラブルに遭遇した労働者、トラブルが発生する危険を察知した労働者、職場で労働条件改善に向け取り組もうと考えている労働者などさまざまです。

最も多いのが具体的トラブルに遭遇した労働者たち。それまでの「まさか自分が」という思いが的中します。「会社のために一生懸命頑張ってきたのに」という思いが強いと、心の整理がなかなかつきません。このような思い入れに対するユニオンからのアドバイスは十五年前から同じ。「あなたが会社のことを思っているほど、会社はあなたのことを思っていないよ」。

「日本的経営」が終焉し、成果主義賃金制度が導入され、さまざまな評価制度が取り入れられるようになってからは、相談者は会社から〝まさか〟の評価や処遇、〝いじめ〟を受けて仰天することが増えています。評価が人格否定に及ぶこともあります。

相談することは一歩踏み出したこと

労働者は、〝いじめ〟や紛争に遭遇しても、なぜなのかや周囲で何が起きているのか、なかなか理解できず、精神的に混乱します。自分では回避することができなくなると、甘受して我慢するか、反撃するか、支援を求めるかを逡巡しながら判断します。

そのような中で相談者が労働組合・ユニオンを探して相談に来るということは、状況から抜け出したい、反撃したい、その対処方法を見つけたい、なんとか泣き寝入りをしないで解決したいと決意し、自分（たち）だけでは解決不可能なので、支援を受けて解決方法を探ろうと意思を固め、踏み出したということです。

相談を受ける側は、まずその意思を理解し、ポジティブな姿勢を評価します。

相談者が辿りつくまでの心労は「人生において最大の出来事に遭遇」し、いま「危険に晒《さら》されている」からです。

相談を受ける側は、相談に来たこと、相談内容、秘密事項は外部に漏らさないことを確認し、安心させて話を聞きます。「傾聴」が重要です。

相談者とどう信頼関係を作り上げるか。相談者は偏見に会ったり、嫌な思いを経験したり、辿り着くまで何回か断られたりしながら手探りをしています。その時に、相談者が精神疾患に罹患して体調不良だと察知しても、相談を受ける側からは〝引く〟姿勢をみせてはいけません。「この人は私を拒否しない」と思わせることから信頼関係は始まります。基本姿勢として「受容」「支持」「共感」が要求されます。

〝いじめ〟に遭遇した労働者は、身体的症状を訴えることがあります。そのような時は精神的に体調を崩している場合も多くあります。

話すこと、聞くことの意味

相談者は心の整理がつかないままで相談にきます。それまで誰にも思いを伝えられなかったり、その機会を奪われていたのです。混乱し、状況が客観的に見えなくなっています。怒ったり、泣いたりするのは正直な感情の表明です。素直に受け止めてあげる必要があります。

何を訴えたいのか、何に困っているのか、テーマを絞りながら、相手の思いを具体的に語らせながら客観的事実関係を探っていきます。

相談を受ける側が、短時間で相談者のすべてを理解するなどということは無理なことです。それでも相談者が自分の心情を理解してくれる共感的理解者がいる、寄り沿ってくれる人がいると実感すれば、いじめた者への恐怖やストレス、批判、不満、苦悩の心情を少しずつ吐露《とろ》してきます。そして安心感を取り戻します。また話をしながら自分で問題を整理していきます。そうすると解決に向けた糸口も見つかってきます。

人は一人では自己を確認できません。他者との関係性の中で確認できます。人は他者が必要です。言葉は心の緊張を解きほぐす大きな力を持っています。話すことで本来の自分の力を発見したり、取り戻していきます。これを「カタルシス効果」といいます。

相談者は自分の思いを聞いてくれる相手が見つかっただけで安心します。安心は、紛争を客観的に捉え返す第一歩です。それだけでも問題の何％かは解決しているとよく言われます。

相談を受ける側が、「私にできないこともたくさんあるけど、できることは一緒にやるので言ってください。その代り、あなたも解決して元気を取り戻したら他の人の話を聞いて、支えてあげてね」と言葉をかけると、相談者は紛争に遭遇しているのは自分一人だけではないことを理解し、視野を広くします。

「いま人間として生きているんだなと感じています」

〝いじめ〟は体調不良に至ります。

「私はうつ病から併発してパニック障害になりました。

部長職からヒラに降格するなかで、経営者側から〝いじめ〟を受けました。経営に参加していたのですが、新入社員から指示を仰いで仕事をさせられるという屈辱的なことを強いられました。いっそのこと死んだほうがいいのかと考えました。気がつくとホームの端を歩いていました。

心も身体もいうことがきかなくなり、新聞が読めないんです。生きている意味さえわからない地獄の日々が続きました。実際に落ち込んでいるときは考えるゆとりがありません。

『サザエさん症候群（「サザエさん症候群」＝日曜日六時半になると、次の日の仕事を思い憂うつになる症状）』というのがありますけど、私は日曜洋画劇場の最後のジャズが流れてくると落ち込みました。

私の場合は、会社としては見せしめです。全社員に対して、会社から嫌われたら私のようになると。だから完全に社内で孤立させられました。気がついたら周りにだれもいませんでした。運悪く私と付き合っていた一人は重度のパニック障害になって精神病院に入院しました。会社とは何をするかわからないと思います。

何とかユニオンに辿り着きました。『今頃まで何をしていたんだ、遅い』と怒鳴られました。しかし親身に話を聞いてくれて、『会社と交渉しよう。言いたいことを言え。言わなければ一生後悔するし、体調は戻らない』と言われました。

おなじ怒鳴られ方でも、堪えられないのと、もっと怒鳴って欲しいというのがあります。ユニオンでは後者でした。

人との出会いがありました。いま人間として生きているんだなと感じています」。

相談を受ける側の心構え

メンタルヘルスケアが必要な相談者の相談を受ける側の心構えについて、ヒューマンサービスセンター代表の深沢純子さんの講演を要約して紹介します。

当事者の訴えから出発する

「話は白紙から聞く」

ユニオンの相談の受け方は、当事者同士ということですから対等の関係です。

「話は白紙から聞く」ということが肝心です。人に悪口を言われる、笑われている、うわさをされているということに、偏見を持たずに、場合によっては自分の経験も反映しないで白紙になれるか、そこにしか力はありません。

普段は経験して、蓄積してそれをもとに考えて自分の力になる。しかし普段と逆のことをするわけです。

その人がどういう状況に置かれているかを聞き、把握することが相談には求められています。その場合、会社名、年齢、経験を聞いてあらかじめ自分の経験、他の事例と照らし合わせて考えたりすることはよい場合もあるけれども、悪い場合が多く、話が緻密に聞けなくなることがあります。自分の偏見が相手のおかれた状況を想像するのにブロックとして働く、障害になってしまうのです。

一番大事なことは本人が一言目にいったこと

話しをするときは順番があります。一番大事なことは本人が最初にいったことなのです。どういう状況におかれているか。最初に聞いたときは「何だ。そんなことか」と軽く聞いてしまうんですけど、だんだん深く聞いていくとやっぱり一言目にいったことがものすごく意味があることが後でわかります。最初に話をどう切り出してきたかはメモをしておいたほうがいいと思います。その重要さがわからないのは自分の方で、相手ではないのです。順番に情報をきいていくと大事なことをきくタイミングを逸してしまう懸念があります。

繰り返し話をすることは本人が考え抜いているからです。だからその一言が出てくるんです。そこから話の手引きとして状況が想像しやすくなります。最初に発せられた一言が目安です。

当事者は嘘をつかない

ありえないようなことをいっていることがあるんですけど、当事者は自分が嘘をつかれていることはあっても、自分が損になる嘘をつくはずは絶対ありません。言っていることは全部本当だという姿勢で聞くと情報を掌握するのに役に立ちます。そこに聞く側の価値観をはさむとものが見えなくなります。

ウソをつかれて一番傷つくのは、「あること」を「ない」といわれるより「ないこと」を「ある」といわれることです。

同じような経験をもっていても、なにを基準にして闘うのかということを共有しているところであれば、経験を共有することができるメリットはありますけど、「自分はああした、こうした」ということを強く言いたくなるディメリットがあります。いじめられた人に善意で言っていても反発をうけ、やっぱりここでも自分は理解されないと思われてしまうことがあります。

わからないことはわからないと言う

孤立感がある人は、何を言っても自分の話は信じてもらえないかもしれないという気持ちが強く、おそるおそる望みをかけて近づいてくる状態にあります。自分を守るために、相手を試しながら近づいてきます。相談を受ける側からの「大丈夫だから信用しろ」という言葉だけで信用できるものではありません。

そのときどうしたらいいのか。経験が近いほどわかるような気がするが、話がわかってもらえるか、この先話していって可能性が広がるのか、全然わからないのか、の三つに分かれます。

相談者は、なんでもオーケーというのは逆に信頼できません。「私はあなたの話のここはわかるけど、ここはわからないが、もう少し詳しく聞けばわかると思う」とか、「私はあなたの話は全然わからない」というほうがいい。「わからない」ということをはっきり言ってくれるほうが、話をしてよかったな、信頼できると受け止められると体験的に思います。

「わからない」ということを人に伝えるということは勇気が必要です。相手の力になりたいと思うから、「わかります」といいたくなる。しかし微妙な局面で、「ここまでわかるがここはわからない」と、「わからない」ことに焦点をあてて伝えた方がいい。

personal is political

私は理念として、「個人的に起こっていることは政治的なことだ」というのがあります。

何かをしようとしていることも、感じることも、それは社会的に意義付けられている仕組みの中から逃れられないことです。

いじめは、構造的、社会的問題を個人の問題に還元してしまおう、個人の資質の問題だよと言いくるめようということですから、それを政治的にどういう構造を持っているのかを読み取って、そこと闘っていくことが必要です。一人ではできないことに、集団や信頼をもった仲間がいっしょにそこの構造にぶつかっていこうということが力になると思います。

いまいじめはpolitical is personal にすりかえておこっている。だから個人的な資質だといったときに、露骨な政治性が露呈している、そこに問題が発生していると捉えることができると思います。

私は、個人で訪ねてくるいじめ問題の相談をたくさん聞いてきましたが、人間関係ではなく職場関係であるかぎり「政治的問題」だと思います。

「相談者の心の扉は、外からは開かない」

相談を受ける側の姿勢が、相談者になかなか心を開かないことがあります。相談者には自己防衛本能があります。

相談を受ける側は、〝困っている〟〝迷っている〟相談者の側に立って肯定して聞きます。「支持」です。

相談活動は自分の価値観を相手に押し付けることではありません。かつての自分の成功体験を金科玉条のように示したり、失敗例を回避することに固執した話は客観性を欠きます。体験に固執するとかえって選択肢が狭まって解決の糸口が見つからなくなります。

相談を受ける側の価値観の押し付けや一方的方針の強制は「支配」であり「暴力」です。

特に精神疾患に罹患している相談者は、周囲の理解を得られないで孤立させられていたり、それまでどこかに相談しても拒否されたりしています。会社に病気や通院を隠して働いている場合も多くあります。孤立のなかでは通常の判断能力を失いがちです。

また、体調不良が、社会生活や人間関係の範囲を狭くし、視野が狭くなっていることもあります。〝personal is political〟と捉えられず、特定の個人への報復的攻撃が激しい場合もあります。

「あたりまえ（自明）ということがわからない」「ほかの人たちも同じということが感じられない」という〝自明性の喪失〟に至っています（独精神科医・ブランケンブルク著『自明性の喪失』）。

相談を受ける側は、精神疾患に罹患していない相談者には「人のことなんか気にする必要はないんだよ」、「あなたの生き方を変えればいいんだよ」、「毎日無理している必要はないんだよ」とアドバイスすることがあります。そう言われて、あっそうかと楽になった相談者も多くいます。

しかし精神疾患に罹患している相談者にそうアドバイスしたらどうなるか。長時間労働や過重労働に耐え、真面目で几帳面な労働者が自分の働き方、価値観を守ったから体調を崩したのです。突然、相談を受ける側から思考方法を変えろ、価値観を変えろと否定されても受け入れられません。

相談を受ける側と相談者の意見が食い違ったような場合には、「それはそうだけれども」と切り返しながら否定しないで幅を持った選択肢を示唆します。

相談者は相談を受ける者を「探り」続け、信頼できると思ったら少しずつ心を開きます。相談者は「共感」されていると感じたらころっと人が変わります。

「相談者の心の扉は、外からは開かない」。長年相談活動をしている方の実感で、名言です。扉は相談を受ける側のノックの響き如何で開きます。

「共感」と「同情」は違う

カウンセラーの仕事は、クライアントが自己確認し、解決方法を見つけ出すのをサポートすることです。

相談を受ける側の役割は、相談者に「共感」すること、寄り沿ってトラブルの解決に向かうことです。「共感」とは心情を理解すること、ひどいことをひどいと思う感情の共有です。

「共感」は、相談者の心情を共有することとは違います。

相談活動は、相談者に「紛争の整理と解決の方向性を一緒に探しだす」こと、「自分で解決する気構えを持って自立させる」ようにすること、「自信を回復させる」ことです。

脳性マヒの方が書いた詩があります。

「かってにするな」

不幸な娘だと　かわいそうな娘だと
人は私に言うけれど
勝手に決めるな　ばかやろう
一目見ただけの人間に何がわかる
私の幸せ知らないくせに
勝手に決めるな　ばかやろう

えらいねだとか　すごいねだとか
人は私に言うけれど
勝手に決めるな　ばかやろう
今、会ったばかりの人間に何がわかる

私の喜び知らないくせに
同情の押し売り　勝手にするな

たいへんだから　やってあげますよと
人は私に手を出すが
勝手に決めるな　ばかやろう
私をしらない人間に何がわかる
私の力を知らないくせに
大きな同情　大きなお世話

困った時は自分の口で
お願いしますとたのむから
それまではほっといてください

勝手に決めるな　ばかやろう

この詩は、青山良子著『福祉の現場で働くあなたに伝えたいこと』（川島書店刊）に載っています。「共感」と「同情」の違いを解説抜きで教えてくれます。

同じ本に次のような一文もあります。

「ある老人ホームの施設長さんが、新採用の職員にこんな話をなさるということを聞きました。『あなたとお年寄りの意見が違ったとしましょう。そのときは、お年寄りの方が正しいと考えなさい。そして、もう一度考えても自分の方が正しいと思ったときも、相手方が正しいと考えなさい。そしてもう一度考えてもどうしても自分が正しいと思ったときは、相手と十分に話し合いなさい。それくらいの考え方で接して初めて、老人ホームのお年寄りと職員であるあなたたちとが対等の立場に立てるのです』と」

相談を受ける側は、相談者の主張を黙って受け入れろということではありません。「対等の立場に立」つための「間の取り方」の問題です。

また相談活動は討論の場ではありません。相談を受ける側は、包容力、許容力を持って接し、会話の中からなぜ相談者がそのような思いに至ったのかを観察して行きます。

「事実」と「真実」は違う

相談者は、紛争に遭遇したのが初めての場合、なおかつ突然の場合、思い詰めたり、緊張したり、興奮したりしています。せっかく相談しようと意思を固め、考え抜いて辿り着いたのに、相談を受ける側から氏名や住所、年齢、会社名などの聴取や手続きなど入り口での話に時間を費やされると、自分の思いとズレを感じてしまうことがあります。会社概要などは後から必要に応じて聞き足せばいいことです。

相談者が複数の場合は情況が客観的に浮かび上がってきます。

一方、個人の場合は主観的な捉え方をしている場合があります。

また、相談者は、相談を受ける側にとっては現実問題として〝ありえない〟ことを被害事実として説明したり、「事実」のなかには辻褄が合わないことや矛盾することがあります。しかし相談者にとっては体験した「事実」なのです。「事実」と「真実」は違います。

しかしその「事実」を肯定しながら質問し、解きほぐし、「真実」を探る必要があります。辻褄が合わないことや矛盾することは指摘して構いません。指摘できるのは、相手の言い分をしっかりと聞いて理解しようとするからで、信頼が崩れることはありません。そのなかからもう一度「事実」の捉え直しが可能となります。

そしてじっくり話を聞き、対応策や防衛策を検討し、伝授します（「事実」と「真実」についての対応策は後述）。

待つことが自立を促す場合もある

相談者が沈黙することがあります。

考えをまとめるため思考している時、話すことがない時、話さなくても以心伝心で理解してもらえたと受け取っている時、何を話していいかわからない時、苦痛だった体験を話すことを躊躇している時、自分に不利な状況や恥だと感じていて話したくない時などです。

相談を受ける側は、沈黙がいずれの情報なのかを判断して対応しなければなりません。核心に触れた時や改めて迷っていたと思われる時、じっくり考え込んでいると思われる時は沈黙の時間を保証する必要があります。待つことが相談者が考え抜いて自立する契機になる場合もあります。

相談の途中で、時々「さてどうしようか」と立ち止まることも必要です。相談を受ける側の心の整理にもなります。

相談者の説明が一貫性を欠くことがあります。人は強度な重圧に長時間晒されたままでいることはできません。そのような時は自ら心の扉を閉ざして外からの刺激を感じなくする「心理的閉め出し」をおこなって自分を守ります。その間は記憶がない「空白の時間」です。記憶がないという説明も嘘ではありません。このような反応を「解離反応」といいますが、これは正常な反応です。

わからないこと、できないことを誤魔化さない

相談を受ける側は、相談者の話を「理解」し、「支持」して「共感」して信頼関係を築いていきます。信頼を得たら一緒に具体的解決の対策を検討します。

相談を受ける側と相談者との相性が悪いと思ったら、他の相談を受ける者と替わる必要がありま す。我慢をするのはお互いにとっての不幸です。

現在の相談内容は、職場での問題だけでなく生活や家族問題にまで及びます。生活や家族問題は労働問題ではないので労働組合の任務、相談活動の範囲ではないという意見もあります。しかし解雇・失業や業務上の疾病など、労働問題に端を発した問題も多くあります。

このような場合には労働組合だけで抱え込まないで、わからないこと、できないことを誤魔化さ

ないで専門・得意分野の団体や機関など解決可能なところを紹介し、連携を取りながら共同して解決を促進する必要があります。

意識と体調にはギャップがある

相談を受ける側は、話を聞きながら相談者個人で解決できるか、ユニオンなどで解決した方がいいかの判断を一緒にします。

相談者の中には、誰かに話を聞いて欲しかっただけという場合もあります。「共感者」がいることを確認できただけで自信回復になり、解決に至ったのです。

相談者が個人で解決できると判断した場合、相談を受ける側からのアドバイスを踏まえ一人で行なうほうがいいだろうという判断もあります。特に相談者が在職の場合には、職場の人間関係の改善は第三者が介入しない方が緊張関係を高めないので、うまくいくことがあります。自分で上司、会社と話をしてみるように勧めます。会社の意向がはっきりします。

降りかかってきた問題の解決に向けて自分で何とかしようと挑戦することは、自分は逃げないという姿勢を身に付けることになり自信につながります。次に問題が起きた時のための本物のセーフティネットを獲得したことになります。

うつ病の相談者に頑張ろうと言う励ましはタブーです。相談者が相当に落ち込んで自分ではどうしようもない状況の時「よし、一緒に頑張ろう」と励ますと、途端に「私は頑張れません」と答えられ、かえって混乱し、落ち込まれることがあります。意識と体調にはギャップがあり、無理ができないことを認識し、悶悶としているからです。「この人は自分の状況を理解していない」と受け取られます。

阪神淡路大地震の時、家も仕事も失った住民がボランティアから善意の「頑張ってください」と声をかけられた時「何をどう頑張れというのだ」と苛立ったということが報告されました。すでに充分に頑張っているのです。そのような状況と同じです。

解決に向けた方針は相談者の「自己決定」

相談を受ける側と相談者との信頼関係は二者間の交流です。この関係性は医師と患者、カウンセラーとクライアント、介護労働者と被介護者の関係に似ています。

二者間の信頼関係が確立したら相談を受ける側と相談者は、紛争が個人的問題か、会社の構造的問題か、権力的力関係に基づくものか、反復性があるか、などを分析し、相談者がどのような解決を期待しているかを聞き、一緒に具体的解決方法を検討します。

その時の方針の決定は相談者の「自己決定の原則」です。

「自己決定の原則」は、かつて精神医療において精神疾患の患者を本人の同意を得ないで強制入院させたことに対して患者から人権侵害であると告発を受けて捉え直しが行なわれた経緯を踏まえて、現在は当事者の権利概念と捉えられています。双方の時間をかけた話し合いの結果に対して相談者が責任を負うものです。

意見の違いが生じた場合、その後一緒に行動する中でしか埋まらないこともあります。

交渉が必要だと判断した場合でも、相談者の心身の状況を考慮しなければなりません。相手から反撃や追撃を受ける場合もあり、かなりのエネルギーを必要とする行動だからです。体調がさらに悪化する危険性もあります。

また体調が優れない時は、正しい判断はできていないことが多くあります。

そのような時は労災申請や裁判などの時効期限の説明をし、まず体調を回復させることを優先することを勧めます。

うつ病の症状は身体に出る

相談者は、相談を受ける側が体調不良ではないかと思っても「大丈夫だ」と主張することがあります。精神的病気に対する偏見を持っていたり、病気だと診断されるとそのことが理由で排除されて戻れなくなるという思いに取り付かれているためです。

そのような場合、相手が意見を変える動機が必要となります。相談を受ける側から質問をしてみます。

体調、その他の症状を探ってみます。うつ病の初期には胃痛や下痢など消化器官が不調になったり、肩こり、痺れの症状が出たりしています。

このような症状があり、すでに内科や外科で診断してもらって異常がないといわれていることがあります。このような場合は病院を変える必要があることを説明し、心療内科か精神科への診断をすすめます。

体調不良であることを否定する相談者には「不安があって眠れないこともあるだろうから、安眠のためだけでも病院に行って身体にあう睡眠薬をもらったら」と最初にさりげなく誘っておいて、後からもう一度病院の話をきちんとすると病院に行くことを了解されやすくなります。

体調がいい時はきれいなものがきれいに見える

ある労働者は、きびしい退職強要を受ける中でうつ病に罹患してしまいました。体調を崩したままで長期の争議を闘い抜かなければなりませんでした。同時に週末には近隣の田舎に帰省して母親の介護を続けていました。

争議が納得できる内容で勝利的に解決した後は退職して母親の介護に専念しました。介護は覚悟していたので嫌ではありません。自分の体調は少しずつ回復してきました。

東京に戻ることを母親に告げ、玄関を出ると目の前の景色が昔の面影を残していてとてもきれいなのに気がつきました。

「きれいだ！」と思うと同時に、この間は何ごとに対してもきれいだと思わなかったことに〝気がつき〟、自分の体調は回復しつつあると実感したと言います。

「体調が悪い時はきれいなものもきれいに見えないんだよね。体調が回復するときれいなものがきれいと映るんだよ。あの時安心感がうまれ自信が回復した」としみじみと語っていました。

体調がいい時は、きれいなものがきれいに見えます。

相談者に「最近は街を歩いていてどんな感動することがあった?」というような質問をしてみます。

そのような会話で過去と比較することから今の自分を判断させることもできます。
相談者の主観的主張に対して、客観的に体調の判断をさせる必要があります。

人間には本来「自己治療力」がある

相談者が、相談を受ける側やユニオンに依存する関係に慣れてしまうと自立できなくなります。
相談者は、相談を受ける側の共感を得て攻勢的に解決に向かっていくと埋もれていた自分の力を蘇らせ、自信を回復していきます。人間には本来みな「自己治療力」があり、「自然治癒力」があります。「エンパワメント」です。

相談を受ける側の任務は、相談者の精神的混乱を一緒に整理したり、やり残していることを一緒に発見したりして、「自立」することをサポートすることです。それを前提にしないと解決に至りません。

相談活動とは相談者に「自分自身で解決する気構えを持ってもらう」ようにすること。「自信を回復させる」こと。そして相談者が新たな人生のスタートをきることのフォローをすることです。

そのようにして解決に至ると、相談を受ける側も「人間ってすばらしい」と実感できます。

相談者がたとえば約束を何度も違えたり、相談を受ける側を自分の感情のままに「操作」する場合に、相談を受ける側は迎合するのではなく、「約束を守らないと相談できない」とはっきり言う必要があります。迎合は親切ではなく、人間は本来みな「自己治癒力」を持っているのに成長の足を引っ張り、病気を助長することになります。

相談活動は長期的問題解決の入口

相談活動は、交渉を経て紛争を解決することです。

では紛争の本当の解決とはどういうことを言うのでしょうか。

相談者の「成長」を確認し合うことです。そして自立した生活を取り戻すこと、または再スタートに立つことです。つまりは職業生活を培っていける自信をつけるようにすること、自分らしい納得した生活を送ることです。

トラブルが雇用継続や合意退職の解決に至っても、相談者が貴重な体験をその後の教訓として活かすことがその後のトラブルを防止し、長期的に見た場合の問題解決となります。これも本物のセーフティネットです。

そういう意味で、ユニオンの相談活動は、人生の次の段階に確信を持って攻勢的に挑戦するためのサポーターの役割も果たすものでなければなりません。

「人は人で悩み、人は人で癒される」。

労働組合とのかかわりを通して「社会の見方が変わった」「自信がついた」「みんなに励まされて嬉しかった」という発言を聞くと相談活動は一役果たしたといえます。これが本来の労働組合の役割です。

そして相談活動は、相談者からうまく離れる、消えることが必要です。

第二章　職場いじめとは

〝いじめ〟にどう対処するか

はじめに

日本で〝いじめ〟が社会的問題になったのは一九八〇年代に入ってからといわれます。ちょうど国鉄分割民営化の論議が行なわれていた頃です。

国鉄分割民営化は、職員の雇用・生活から安心・安定を奪い、事業においても事故を多発させました。利用者から生活の糧の線路を奪った地方もありました。雇用や生活不安に落とし込めることは最大の〝いじめ〟です。まさしく国策による社会全体の「安全の分割民営」でした。

二〇〇五年四月二十五日に発生したJR西日本福知山線脱線事故では多数の利用者が殺されました。原因は、運転手が遅れを気にして無理にスピードをアップしたことだと言われています。運転手は遅れると「日勤教育」に名を借りた人権無視の精神主義的教育を受けなければならないことを恐れていました。本来、事故の再発を防ぐために行なわれていた日勤教育が、長期にわたる人権無視の懲罰行為、〝いじめ〟として行なわれていたのです。運転手もまた被害者でした。

このような「安全の分割民営」化の波及は、社会全体の不安を増加させ、ストレスを増大させました。その具体的状況の一例が利用者からの鉄道労働者への暴力行為です。

今、サービス業や行政機関の労働者が利用者のサンドバックになっています。人としての尊厳が奪われ、奪い合っている社会になっています。

コペンハーゲン中央駅の職場環境改善例

鉄道労働者への暴力行為に対する解決に取り組んだオランダの例が『朝日新聞』二〇〇九年十一月十七日から三回にわたる岡崎明子記者の取材による『欧州の安心　心を癒やす』で紹介されました。研究会は岡崎さんに講演をお願いして詳しく話を伺いました。

オランダでは二〇〇四年に労働環境法が改正され、二〇一〇年までに全事業所を国の労働環境局の職員、日本でいうと厚生労働省の職員が査察することになりました。

二〇〇五年二月に労働環境法が改正され、査察は職場環境改善を優先課題として取り組むことを決定しました。職場環境については、メンタルヘルスケアにとっていい職場環境を作ろうということで四つの優先事項を決定しました。一つ目は労働災害、二つ目は心理的職場環境、三つ目が騒音、四つ目が「筋骨格系障害」です。

二〇〇七年四月から、全事業所を対象に査察が始まりました。査察の結果は、労働環境局のホームページで全事業所名を〝スマイリーマーク〟とどこがどう悪かったのか、について公表されます。最初の二時間の査察で問題がなかったところは〝緑スマイリー〟。査察で改善通知を受けた場合は〝黄スマイリー〟。改善通知を受け取った後も放置した場合は〝赤スマイリー〟。行動計画を出した結果もだめだった場合は〝赤スマイリー〟。放置すると罰金刑がアメリカドルで五〇〇〇ドル科されます。本当に悪質な場合は禁固刑もあります。しかし今まで禁固刑はありません。

日本のJRに当たる国鉄DSBコペンハーゲン中央駅を管轄するサービス部門への査察の具体例です。二〇〇七年十月の査察は、二人の査察官が約四時間にわたって従業員に職場の状況を質問し、その結果、特に駅員の心のケアのあり方に問題があると判断しました。

心理社会的職場環境として何が悪かったのか。その後二回の査察で、日本でも同じですが、駅は酔っ払いや薬物中毒者が多く、駅員が注意すると殴られたり暴言を吐かれることが絶えないという実態が明らかになりました。そのために職員は年間平均十八日間の病気休暇を取るという劣悪な職場環境でした。

二〇〇八年三月、改善通知を受け取り、問題がある〝黄スマイリー〟が公表されました。それに対してDSBはわかりましたとすぐ行動計画書を提出したのではなく、まず八〇人の全従業員にどんな心理的負荷を受けたか、どうやったら解決すると思うかとインタビュー調査をしました。それをもとに二〇〇八年六月から行動計画書を作成して実行に移しました。

行動計画書の内容は、今までは駅で寝ている人に「駅が閉まるからでて行け」と言うと頭をバンと殴られたりしていたのを、「ここで寝ていると危ないですよ」と対処方法を学んでソフト路線に変えました。酔っ払いや薬物常習者らのいざこざを仲裁しようとして暴力や暴言が吐かれた場合は仲間同士で慰めあう、話を聞く機会を設けるというように、痒いところに手が届くような約二〇項目の綿密な行動計画を作って実行したそうです。

その結果、それまで暴力事件が年間約三〇件起きていたのが三分の一になり、病気休暇が九日間に半減したという効果がすぐ出たそうです。

労働環境局に査察を要請し、再評価の結果二〇〇九年九月に〝緑スマイリー〟の企業としてホームページに公表されました。

差別という〝いじめ〟

差別は自分の〈存在証明〉を追いもとめること

労働者は自分の任務をきちんと果たしたい、いい成果を出したいという思いで働いています。基準がはっきりしない状況下でも他者よりいい評価を受けたいとがむしゃらに働きます。みな必死です。しかし成果を達成しても評価は上がりません。低い評価を受け、排除されることもあります。不公平な、不透明な評価は〝いじめ〟です。「なんでこうなるんだろう」と考えても理解できない時、混乱し、ストレスが生じます。

『差別ということば』（明石書店刊）の共著者柴谷篤弘《あつひろ》教授は、差別とはその相手に「嫌う」「恐れる」「遠ざけたい」「軽蔑する」「大切に思わない」「関係を持ちたくない」「同じだと見られたくない」「そのような人にはなりたくない」「その人の立場には置かれたくない」「いてほしくない（存在が不愉快だ）」「できれば無視したい」といった心理が働いて、相手を「からかったり、侮辱したり、敵対する」

ことと言っています。

なぜ差別するのか。「差別は自分の〈存在証明〉を、無料で、安易に、相手のひとの犠牲・不利益において、追いもとめること」であり、差別をすることによって得られる利益は「何よりも、自分自身の優越感を短時間に手にすること」が出来ることであると言っています。

また「憎しみ」や「妬み」や「復讐心」のような感情は対象がはじめから決まっているのに対して、差別の場合は「その衝動の対象になるものが、特に何でなければならないという必然性は、どうもないようだ」と指摘しています。

いじめる対象を選定するのは「相手」です。「相手」は弱い立場の者・勢力をいじめます。いじめやすいからです。いじめられる側にとっては理不尽なことです。そしていじめる側は問題の本質を見失い、本当の「敵」から逃げています。

人間関係の希薄さが差別の温床

東京都部落解放研究所の浦本誉至史《よしふみ》さんは、機関紙に「東京の部落の歴史」を連載しました。その後に起きた状況が臼井敏男著『部落差別をこえて』（朝日新聞出版）に載っています。

浦本さんだけでなく自宅の周りにも知らない人から一年半にわたって差別を助長する葉書が届きました。犯人は逮捕され裁判に付されました。出所したあと浦本さんと犯人は手紙のやり取りをします。

「男に部落との接点はなかった。解放同盟を批判する本を読み、『攻撃してもいいのだ』と思ったという。被差別部落の出身だと名指しして、ののしり、ストレスを解消した。被害者はだれでもよかった。相手がどんな気持ちになるかなど考えもしなかった。そうした言葉を裁判で聞かされた。手紙の回答も同じようなものだった。

そんな軽い動機とは、浦本は信じられなかった。偏見にどっぷりつかるほどの強烈な体験があるはずだと思っていた。完全に肩すかしだった。……

『東京では人間関係の希薄さが差別の温床になっています。世の中に流れている偏見にもとづいて、簡単に行動を起こす。差別される痛みやつらさを知らないから、容赦ない差別になる。そもそも東京では部落の存在が想定外です。その想定しないものが目の前に現れると、気味が悪いといって排除する。その場合、排除することを悪いとも思わないし、差別しているという意識もない。そこでは、いくら説明しても、差別のつらさや苦しさをわかってもらえない。部落出身者にとって東京は怖くて生きにくい街です。部落出身を隠さないと、どんな目にあうかわかりません』」

『請負給やめて全部月給制にしたらヤマの事故の大半はなくなるよ』

この視点で非正規労働者の置かれている立場を捉え直したら、どのような状況が浮かびあがってくるでしょうか。

同一労働をしながら処遇が大きく異なり、その差を自助努力では克服できない構造は差別です。しかし多くの正規労働者はその構造に気がついていません。気がついても放置しています。職場における差別の無視、放置は最大の〝いじめ〟です。雇用間格差はどのような弊害をもたらすでしょうか。

八一年十月十六日、北海道・北炭夕張新鉱でガス突出事故が発生し、死者九三人を出しました。この事故について、後藤正治著『はたらく若者たち一九七九～八一』（岩波現代文庫）は次のような情況を紹介しています。

「最新の採炭技術と機械力の資本投下と同じように、悪い自然条件に対応するための保安面における設備投下はおこなわれたのだろうか。事実は、採炭部門の設備投資と逆比例するかのように、保安面は手抜きされていた。……では、そのような保安上の問題について、現場の労働者はなぜ声をあげなかったのだろうか。……答えは、馬の鼻づらにニンジンという請負給制度にある。……どのヤマでも、収入の六割以上は請負給という仕組みになっている。さらに北炭のばあいは、切羽請負のほかに、ヤマごとの全山請負という他のヤマでは例をみない特異な二重の請負制度がしかれている。

『請負給やめて全部月給制にしたらヤマの事故の大半はなくなるよ』――村上清人・三井砂川炭鉱労組書記長はいいきる。唯一月給制がひかれているのは、釧路にある太平洋炭鉱である。

太平洋炭鉱は最後に閉山になったヤマです。「百年間、炭鉱の労働者はその鉄の腕に何を希求していたのか。『稼ぎがいい、暮らしやすい、人間関係がいいところで働きたい。そして安全なところで働きたい』ということだった」。

違いの確認から平等感の追求を

使用者は分断管理を行ない、不満、不安が解消できない状況下で労働者間の対立を煽ります。だから労働者は同じ場所、時間帯に働いていても人間関係作りは簡単ではありません。

しかしその体制に労働者が乗る必要はありません。お互いの立場による問題点、不満を出し合う中から、理解を勝ち取り、仕事の平等感、満足感を追求する雇用構造を要求していかなければなりません。この要求は均等待遇（同一労働・同一賃金）に至ります。

労使協議を会社のヘゲモニーで行なわせるか、労働組合の「自治」により均等待遇（同一労働・同一賃金）の要求を掲げ、仲間作り、心身ともに働きやすい職場環境作りとして取り組むかで結果は大きく違ってきます。

「人の世に熱あれ人間《じんかん》に光あれ」

差別による〝いじめ〟は人から生きる力を奪います。

相談者が何らかの差別意識を表明する場合は、何がしかの原因、問題の裏返しと捉えます。意識を急激に変えさせることはできなくても聞き流さないで忠告することが必要です。上司などへの暴言も、本当は自分が好かれたい、愛されたい、自信をもって生きていきたいと切望していることの裏返しです。

みな「人の世に熱あれ　人間《じんかん》に光あれ」（「水平社宣言」）を希求しています。

水平社宣言を書いた西光万吉の思いは、「人間」は仏教の社会での「じんかん」の意味だったと言います。人と人の間に、一人ひとりに平等に光が当たることを希求しています。

全国水平社・部落解放同盟は、差別をなくす活動の一環として〝糾弾〟をします。〝糾〟は〝ただす〟、〝弾〟は〝はねかえる（す）〟という意味です。「竹が、雪が積もって曲がってしまった状況にあるのを、一緒に振り払い、真っ直ぐに伸びる力を回復させること」と喩えられています。

〝いじめ〟の解決には相互の信頼関係の回復が必要です。

『部落差別をこえて』に二十代の川崎那恵さんが語っています。

「お互いにわかり合うには、おいしいものをいっしょに食べ、楽しい時間を過ごしながら、語り合うことが大事だと思います」「差別というのは、関係を切っていくことです。差別に対抗するのは、関係をつくることだと思うんです」

難しくないことです。しかし現在の職場環境では難しいことです。解決には職場環境の改善が必要です。

〝いじめ〟とは

「『いじめ』だなんてそんな敗北主義の言葉はいやだ」

バブル崩壊後の一九九六年六月に五日間、東京管理職ユニオンと多くの労働組合などが協力してホットライン「職場いじめ一一〇番」（第一回）を開催すると六八三件の相談が寄せられました。

ホットライン開催に際し、呼びかけ人は「職場いじめ」という名称についての討論をしました。その時の記録に、

「『いじめ』だなんてそんな敗北主義の言葉はいやだ、恥さらしだ、というものだ。それに管理職ユニ

オン内で取り扱っているのは主に不当な処遇があったもの、つまりリストラのためにクビになったとか、やめさせるためにわざと酷い環境におかれたりとかいうもので、それを『いじめ』と一言で括ってしまうのは問題があるのではないか、などという意見がありました。しかし名称を巡る論議に時間を費やすのは非能率であり、言葉として無理があっても、語感が嫌いであっても、職場で起こっている一切合財の問題を、『職場いじめ』という名称のもとに取り扱うことに決めました。

「どんないじめが横行しているのかは分からないが、とにかくそのパンドラの箱を開けて、会社の問題というものを全て受け止めよう、というのがこの『職場いじめ一一〇番』の趣旨でした」。

現在は平気で〝いじめ〟と言いますが、十年前、労働者は自分たちが「いじめられている」と発言することにプライドが許さなかったようです。また今とは言葉が持つ範囲が違っています。〝いじめ〟という言葉を使うことに抵抗があったようですが、今日の実態は〝いじめ〟以外では表現できない状況があります。今は全体的に労働者が守勢になっている状況があります。

職場で恒常的に〝いじめ〟が発生する構造に

日本労働弁護団は、一九九七年開催の第四一回総会でのスタディーグループで「『職場のいじめ』とどう闘うか」を取り上げ、取り組みを開始しました。

資料の具体例には雇用問題に至っているものが多いようです。社内での個人的または集団的〝いじめ〟から会社による構造的〝いじめ〟へと移行しています。

東京都労働経済局は平成一二年（二〇〇〇年）三月にパンフレット『職場のいじめ〜発見と予防の

ために〜』を発行しました。

労働相談内容項目に「いじめに関するもの」の数値が平成七年度（一九九五年度）から記載されていますが、平成九年度（一九九七年度）からは細目が「退職強要」「職場の嫌がらせ」のほかに「人間関係」が加わっています。おそらく相談窓口担当者が二つの細目では括れない職場環境から発生している案件が増えているという実感から「人間関係」の細目を加えることになったのだと思われます。

職場環境から発生する「人間関係」の〝いじめ〟とは、職場が不定の社員間で紛争が安易に発生しやすい状態に恒常的におかれているということです。十年以前の「いじめられている」と言うことがはばかられた状況から、個人的対応では解決困難な状況になってきています。

誰もが〝いじめ〟の対象

職場で派生する〝いじめ〟の性格には変化があります。

かつては上司から部下、仲間同士、男性から女性、正規労働者から非正規労働者、個人的嫌がらせなどの様相でした。

労働者が分断管理され、将来の展望が失われ、しかもノルマや長時間労働などの劣悪な労働条件の中で〝ゆとり〟が失われ、労働者同士の感情交流の機会が少なくなると恒常的にストレスが蓄積されていきます。コミュニケーションをとるのが難しくなり、情報伝達に「ゆがみ」が生じて誤った処理が行なわれたりしています。お互いに人の心を傷つけやすい状況になっています。

このような状況が続くとモラルが低下し、一緒に仕事をしていても感情のすれ違いが生じ、部下から上司へ、非正規労働者から正規労働者へなどを含めて身近にいる者を対称に、小さなトラブルでも大きく爆発してしまうことがあります。そして利害関係をめぐって対立構造が作り出され、〝いじめ〟ターゲットが定められたりします。

最近の〝いじめ〟は、権力を持つ者による構造的なもの、例えば会社の方針による退職強要・勧奨などや、権限を持つ者の権利乱用によるもの、例えば上司からの無理な業務指示など、集団からの排除、例えば派閥関係者以外の排除など、不可視的な行為が多くあります。

また、上司が部下に上司自身が無理だと判断していたり、理不尽だと承知していながら「上の方からの方針」と指示を出してきたりします。

集団による〝いじめ〟は、無責任で制御のきかない、無思慮な行為と攻撃の様態になります。人は、集団のなかでは、個性、個人の意見、見解、価値観が欠落して自制を失った、不合理で、破壊的な行為が可能になってしまいます。「みんなで渡れば怖くない」の「個性の除去」です。会社全体がそのようになってしまったら地獄です。

職場が混とんとしている

混沌とした人間関係の中で、直接いじめを行なった加害者が実は被害者でもあることも多々あります。

そのような状況では日常的に信頼関係が存在しなくなり、不信感と不安感が募ります。上司や同僚が業務上のミスを指摘したり、注意したことを〝いじめ〟と受け取ることもあります。自分の能力を低く評価している、わざと同僚のいる時に曝しものにした、他の目的を持って行なっていると受け止めたりします。

今、周囲の同僚はライバル同士となっています。周囲の同僚がいじめられても知らんふりをします。仲間意識が失われているなかでリスクを負うことを拒否します。

労働者が、会社や組織が社員を守らなくなったと捉えた時、不信感が生まれ、いびつな形でも自分で自分を守るようになっていきます。

〝いじめ〟問題の相談者が、具体的事実を抜きにして「パワーハラスメント（以下パワハラという）にあった」という言葉だけが空回りしていることも多くあります。

〝いじめ〟の定義

〝いじめ〟パワハラはどう捉えられるのでしょうか。

東京都発行の『職場のいじめ～発見と予防のために～』は、「職場のいじめ」を「職場において、仕事や人間関係で弱い立場に立たされた職員に対して、精神的又は身体的な苦痛を与えることにより、結果として労働者の働く権利を侵害したり、職場環境を悪化させたりする行為」と捉えています。

日本では「精神的な苦痛」ということを理解させることが難しい風土がまだあります。

フランスで、二〇〇二年一月に施行された、いわゆる「モラルハラスメント」法規制を含む「労使関係現代化法」制定のきっかけになった著書『モラルハラスメントが人も会社もダメにする』（マリー＝フランス・イルゴイエンヌ著、高野優訳、紀伊國屋書店刊）には、「職場におけるモラルハラスメント」とは「不当な行為（身振り、言葉、態度、行動）を繰り返し、あるいは計画的に行なうことによって、ある人の尊厳を傷つけ、心身に損害を与え、その人の雇用を危険にさらすことである。またそういったことを通じて職場全体の雰囲気を悪化させることである」と定義づけています。

ドイツのチューリング州労働裁判所は、二〇〇一年四月十日、判決で次のように定義しました。「労働法学的には、いじめの概念は、その種類や経過からみて軌道を逸しており、法秩序によって保護されない目標設定が促進され、全体としては、一般的な人格権、或いは被害者の名誉、健康のような保護されるべき諸権利を侵害するような、敵視、嫌がらせ、差別を目的とした支配的な地位を利用した連続かつ積極的な行為を指す」（パンフレット『職場における人間の尊厳と自由を考える』坂本修弁護士より）。

二〇〇三年に日本に初めて「パワーハラスメント」を紹介した岡田泰子著『許すな！　パワーハラスメント：上司のいじめ、嫌がらせ』（飛鳥新社刊）には「職権などのパワーを背景にして、本来の業務の範疇を超えて、継続的に人格と尊厳を侵害する行動を行ない、就業者の働く環境を悪化させ、あるいは雇用不安を与えること」と定義されています。

これらに共通するのは、精神的な苦痛を連続して行なうことにより、人格を否定し、職場環境を悪化させ、雇用不安をもたらすことということです。

交渉において、個人への〝いじめ〟の事実を会社が否定し、解決に至るのが難しい場合が多くあります。その場合、職場環境の構造の問題を取り上げ、客観的状況の事実確認を行なう中から個人的問題に還元していく必要があります。そして本質的問題として職場環境全体の改善に向けた問題解決を探る必要があります。

評価面談による〝いじめ〟

ある会社のスーパーバイザーAさんは二〇〇四年度下期の業績評価グレードは五段階評価で「B」でした。しかし、二〇〇五年上半期には「D」となりました。その後も「D」評価が続き、評価期間途中でも降格・降給が一方的に行なわれました。評価者は同じで、そこには作為的なものがありました。

社内には「握る」という隠語がありました。会社幹部と手を結ぶ、忠誠をつくすという意思表示をすると、グループの飲み会に誘われ、情報交換ができ、身分は安定します。しかし拒否すると「いじめ」を受けます。

Aさんは拒否すると無理難題を課される「いじめ」を受けました。

会社に「いじめ」によって体調を崩していることを伝えていたにもかかわらず、突然三七項目に及ぶ「レビューシート」を示して評価面談を二週間おきに行なうと業務命令が出されました。会社にこのような制度はなく、Aさんに対してが初めてでした。一回目には、会社の評価としてすでに一〇点満点で平均三・五点と記されていたシートが示され八点以上を要求されました。

短期間で効果が出ない項目や抽象的で評価が分かれる項目も含まれています。そもそも無理なことを要求してきたのです。

評価面談は精神的苦痛を伴うものであり、Aさんは一回目と二回目の途中で体調を崩して退席しました。しかし中止されませんでした。三回目が予定された日、出社拒否の症状に陥りました。

評価面談は一端中断されました。すると会社は次に、「統括リーダー業務内容」という九〇以上ある質問項目について一項目ずつ「やっていますか、やっていませんか」という回答を日次、週次、月次に報告することを義務付けてきました。

Aさんは「レビューシート」を連想し、さらにそれ以上厳しいチェックの追い討ちに症状をさらに悪化させ、そのまま休職することになってしまいました。

Aさんの相談を受けユニオンは、会社の行為は意図的に行なわれた〝いじめ〟以外の何ものでもない、使用者としての安全配慮義務を著しく欠くものであると受け止め、団体交渉を申入れました。

会社はもちろん「いじめ」を認めませんでした。評価の問題については「評価権は会社が持っている」と主張してきました。ユニオンは、労働者の能力は急激にはおちない。評価が下がるのは、評価制度が変わった時、評価者が代わった時、業務内容が変わった時、または労働者が体調を崩したかやる気を失った時である。評価者が代わらなくても下がったということは上司のサポートに問題がある、そこに意図的なものがあったと指摘しました。

そうすると次に会社は「パワーハラスメント」とは何かという定義を要求してきました。

交渉は少し長期化してきましたが、ユニオンは結局〝いじめ〟があったと認めさせました。会社は団体交渉に直属の上司を出席させ、口頭で謝罪させました。しかしユニオンは〝いじめ〟は個人的に行なったのではなく、会社ぐるみのものなので個人的謝罪では了解できないと拒否をしました。

最終的に会社は、会社として「遺憾の意」を表明する文書をAさんに提出しました。「当社在任中は、社業発展にむけて、活躍を賜り、誠にありがとうございました」から始まり「係る問題が生じた事態を当社は、深く受け止めるべきであると認識しています。また、貴殿に心的負担を与えたという事実に対しては、真摯にその原因を追求しなければならないものと考えます」『当社は、貴殿に対し、衷心よりお見舞いを申し上げるとともに、遺憾の意を表明するものです」と記載されています。この文書を受け取り、解決に至りました。

精神疾患に至った場合、「謝罪」「遺憾の意」は治療の一端でもあります。

東京都労働相談情報センターでは今、「謝罪」「遺憾の意」にこだわらずに、代わって会社に「感謝の意」を表明することを提案しています。

Aさんの場合も「当社在任中は、社業発展にむけて、活躍を賜り、誠にありがとうございました」と盛り込まれています。「感謝の意」は、労働者にとっては業務上の否定的評価も回避され、再就職への挑戦などにおいても自信となり、解決に至りやすくなります。

長時間労働にどう対処するか

サービス残業が労働時間を長時間化させている

ドトールコーヒーショップに創業のきっかけを紹介したパンフレットが置いてありました。日本にセルフスタイルのコーヒー店がオープンしたのは一九八〇年で、きっかけは「ストレス」という言葉が使われ始めた頃、労働者が疲れているように映ったので、それまでの喫茶店スタイルを、短時間に安価で安らぎと活力を与えるスタイルに変えたのだとのことです。

大勢が談話し、論議するスペースであった喫茶店は激減し、それに代わって干渉されずに一人で過ごすことが出来るコーヒーショップが今、街の中に林立しています。

八二年に発売された『聖母（マドンナ）たちのララバイ』はロングヒットとなりました。

「さあ　眠りなさい
疲れきった　体を投げ出して
……
この都会《まち》は　戦場だから
男はみんな　傷を負った戦士
……

作詞　山川啓、作曲　大森敏之／ビクターエンターテイメント（株）

戦時中使われた「産業戦士」に似た「企業戦士」という言葉が抵抗なく使われた頃です。テレビコマーシャルが「二四時間働けますか」と放言しても、労働者が労働基準法違反と受け取る感覚は麻痺させられていました。

使用者が労働者に所定労働時間外労働を命じることができるためには、時間外労働時間の上限を定めた三六協定（労働基準法三六条による協定）を締結していなければなりません。そして割増の時間外労働手当が支払われなければなりません。

しかし、「名ばかり管理職」や終業前にタイムカードをおさせたりする会社などもあります。また、ＱＣ活動（Quality control 品質管理）のような自主活動が強制されたりしています。サービス残業が労働時間を長時間化させる原因にもなっているのです。

「勤務から解放される時間の不足が精神的健康破綻の発生原因」

八四年二月、東京労働基準局は、東北新幹線の上野地下駅の設計担当技師が出勤途中に飛び込み自殺（未遂）をした事案について、家族が業務による精神的重圧であると主張して申請した労災申請を認定しました。その後、業務による精神障害の訴えが可能になりました。

八五年三月、日本経営者協会は『職場におけるメンタルヘルス対策に関する実態調査』を発表しました。

「たとえば、電電公社では、昭和五二年から週休二日制になったが、この年から精神科の病気になる新規の要健康管理者の数も、年度末における精神科疾患による休務者数も前年の三分の二に減少した。これは、休日が増すことによってゆとりが生まれ、そのゆとりを利用してストレス状態から回復したり、身辺のさまざまな問題の処理に当ったりすることができて、精神的健康への復元がしやすくなったためであって、この『減少』は精神科疾患の各種いずれにおいても生じた。この事実は、勤務から解放される時間の不足が、精神的健康破綻の発生と増大の原因のひとつであったことを示しているわけである」

長時間労働は、労働者の心身と生活を蝕んでいました。

長時間労働の問題は、視点を変えて「睡眠時間」の保証問題と捉え、心身に与える影響を考えると危険度について理解しやすくなります。

過労自殺問題を輸出

一九八〇年代、ヨーロッパ各国は政府が主導して目標を掲げて長時間労働の解消に取り組みました。西ドイツでは「土曜日のパパは僕のパパ」のスローガンを掲げて社会運動として取り組みました。日曜日は教会に通うので、土曜日は家族と一緒に過ごそうという呼びかけです。

日本でも政府は年間一八〇〇時間の目標値を掲げ、週休二日制の導入を推進しましたが、各企業任せでなかなか進みませんでした。長時間労働の実態は貿易摩擦の原因にもなり、ヨーロッパ各国から追及をうけました。

残念ながら、日本では労働時間短縮の取り組みが始まったのは労働者の要求からではなく、貿易摩擦という圧力がきっかけでした。労働者は黙っていて恩恵を受けました。その姿勢が、企業に抜け道を作り、一方での過労死・過労自殺の問題を発生させて行きました。

対策として年間労働時間一八〇〇時間を目標に掲げましたが、遅遅として進まない状況が続いています。

このような日本における働き方、働かせ方は、逆の視点からヨーロッパの使用者には「学ぶべきこと」と映ります。ヨーロッパに「日本的経営」が輸入されます。

〝トヨタ方式〟が導入され、二〇〇七年二月二十三日付の『産経新聞』には、フランスの自動車大手ルノーで、カルロス・ゴーンCEOが〇六年二月に中期経営計画を発表して以降「従業員への圧力が非常に強くなった、業務上のストレスにより自殺者が増えている」という記事が載りました。

職場環境改善に取り組まない日本の労働組合と労働者が、ストレスと過労自殺問題を輸出したのです。

「過重労働による健康障害防止のための総合対策」

時間外労働について、厚生労働省は二〇〇六年三月「過重労働による健康障害防止のための総合対策」を策定しました。具体的には一カ月一〇〇時間、二～六カ月平均では月八〇時間、長期間では月平均四五時間以上の時間外労働は健康障害のリスクが高い、時間が長くなるほどリスクが高くなるということを踏まえ、適切な就業上の措置を総合的に講じることを提案しています。

二〇〇六年四月一日から施行された改正労働安全衛生法は、使用者は時間外労働時間が一カ月当たり一〇〇時間を超え、かつ疲労の蓄積が認められ、申し出を行なった労働者に対しては医師による面接指導を実施し、その結果に応じた措置をとることが義務付けられ、面接指導においてはメンタルヘルス面も留意して実施するという条項を新設しました。しかし「一カ月一〇〇時間、二～六カ月平均では月八〇時間、長期間では月平均四五時間以上」の基準はどう見ても長すぎます。

「自主的行為は残業ではない」

自宅に持ち帰っての業務については時間管理はどうなるのでしょうか。

具体例を挙げます。

部長職であるOさんは、自宅で部下の評価の仕事を深夜まで行ない、朝出社するとき玄関で倒れました。くも膜下出血で、その後はこれまでのような生活はできなくなりました。

Oさんは上司として、精神的体調不良で休職する部下をかかえていました。部下は昼間は寝ていると思われるので、休日の夕方に自宅近くまで行き、外で灯が点くまで待ち、起きたことを確認してからチャイムを押し、話し合いをすることを続けていました。

精神的体調不良の部下にどう対処したらいいのか、厚生労働省の通達等では不充分だと帰宅後独自にかなりの勉強をしました。

また倒れた頃は、上司として部下の評価を自宅で深夜に、日頃の性格からすると悩みながら行ないました。

家族は労災申請をしました。審査した労基署は、三つの業務とも業務命令のない自主的行為だったので残業にならないと判断しました。〝風呂敷残業（かつて、仕事の書類を風呂敷に包んで家に持ち帰って行なった残業）〟についてははっきりした「成果」で時間を認定するという説明でした。

確かに誰からも部下の自宅を訪問しろとは命令されていません。通常の労働者は業務に必要な学習活動を自宅ですることも多々あります。人事評価は適当に書いて済ませるのなら短時間で済みましたがそれでは部下に申し訳ないと逡巡しながら進めました。これらがアダになりました。

精神的不調の部下への対応や評価の心的負荷は問題にされませんでした。

Oさんが倒れる前に読んでいた本は渋谷要著の『魂の労働』でした。

「上司は業務量を適切に調整するための措置をとらなければならない」

過重労働の問題で「電通過労自殺事件」は次のような判決を勝ち取りました。

「上司は、Aの勤務状況及び健康状態の悪化を認識していたにもかかわらず、Aの業務量を適切に調整するための措置をとらず、かえってAの業務負担は増加した」

業務量の適切な調整とは、過重労働の場合だけではありません。仕事を干された事案の交渉の場合にも「電通過労自殺事件」の判例「Aの業務量を適切に調整するための措置をとらず」を運用することができます。

〝過軽〟労働（このような言葉はありませんが、「過重労働」の逆の意味）しか与えないのも「使用者の安全配慮義務違反」（「使用者の安全配慮義務違反」の詳細については後述）です。〝過軽〟労働とは、あまりにも軽く、本来の業務とはかけ離れた労働のことです。

具体例として、株式会社ファンケルから仕事を干され、部屋の通路をパーテーションで区切った場所で毎日「読書」だけの仕事を強制されてうつ病を罹患した二人の労働者は「会社の嫌がらせで脱力感や孤独感にさいなまれたため」労災申請をしました。

二〇〇三年八月二十九日、横浜西労働基準監督署は労災の認定をしました。

ファンケルで〝いじめ〟に合った人の体験を聞きました。

「人事部の仕事をさせるという約束だったのですが反故になり、人事部があるところとは別棟フロアの通路に机を置かれ、そこで朝から晩まで読書をするのが業務命令でした。自分で本を買っては読書を続けました。
会社は私のことを、悪いやつで会社を陥れようとしているという説明を、まずリーダークラス、そして社員を集めてやりました。それじゃどこの職場にいてもそういうふうにしか見られないじゃないかとおもいました。そうなったとたんに近くを通らないようにしていく人が増えました。それまではすごく仲がよくてもそうではなかったということの見分けがつくようになりました。
それでも私のところにきてくれる人は信用がおけます」。

「サービス残業　命の切り売り」

労働基準法は、労働時間について
「第三二条　使用者は、労働者に、休憩時間を除き一週間について四〇時間を超えて、労働させてはならない。
②　使用者は、一週間の各日については、労働者に、休憩時間を除き一日について八時間を超えて、労働させてはならない」と謳っています。労働時間等に関する規定の適用除外について
「四一条　この章、第六章及び第六章の二で定める労働時間、休憩及び休日に関する規定は、次の各号の一に該当する労働者については適用しない。
一　(略)。
二　事業の種類にかかわらず監督若しくは管理の地位にある者又は機密の事務を取り扱う者
三　(略)」

と謳っています。

会社は、残業代を支払わない方法として〝名ばかり管理職〟にすることがあります。労働基準法の「監督若しくは管理の地位にある者」を拡大解釈し、労働時間に関する規定の適用除外対象者にするためで、時間外手当ても支払わなくてもいいと捉えるためです。

しかし適用除外対象者は労働省、厚生労働省の通達などで厳密に規制されています。

そしてこの間の裁判所判例でも確認されています。

二〇〇八年一月二十八日、日本マクドナルドの店長に対する時間外手当を請求した裁判で東京地裁は店長の請求を認める判決を出しました。

「店長は、アルバイト従業員の採用、人事考課、アシスタントマネージャーの一次評価、時間外協定の当事者資格、店舗従業員の勤務シフトの決定、次年度損益計画の作成、販売促進活動の実施、一定額までの支出決済等の権限は有するが、営業時間の設定、独自メニュー開発、仕入先の選定、価格設定、等の権限は有せず、店長会議等への参加はするが経営方針等の決定に店長が関与するというものではなく、シフトマネージャーが不足する場合は結局店長が勤務せざるを得ないことから勤務時間に関する自由裁量があったとは認められず、処遇についても下位のファーストアシスタントマネージャーとの明らかな差はなく、労働時間の適用が排除される管理監督者に対する待遇として十分とはいい難く、結局、労務管理に関し、経営者と一体的立場にある管理監督者とはいい難い」

ユニオンの事務所には「サービス残業　命の切り売り」とスローガンが貼ってあります。自分の価値だけでなく、命まで会社に安売りする必要はありません。

「どうぞ心の　痛みをぬぐって
小さな子供の昔に帰って
熱い胸に　甘えて」
『聖母（マドンナ）たちのララバイ』作詞　山川啓、作曲　大森敏之／ビクターエンターテメント（株）

をみんな渇望しているから、この歌はロングヒットになりました。

労働者は「愚痴を言おう！」「弱音を吐こう！」「休もう！」。同じ思いの同僚はいます。

労働者は声を上げよう！　そこから解決が始まります。

適正配置義務とは

使用者には適正配置義務がある

労働者には職業的能力を適正に評価される権利があります。会社には、労働者の職業的能力を尊重・配慮した職務配置やキャリア形成にあわせた「適正配置義務」があります。

しかしこれらを無視した露骨な人事配転（人事異動・配置転換）が行なわれる場合があります。

異業種への配置転換や出向命令は、業務上の必要性と本人の同意、そして経過処置期間が必要です。

現在の裁判所の判断基準は、会社が通常の業務指示、人事権行使に対して、

①業務指示に、業務上の必要性がないことを強制される。例えば、不平等な業務量、仕事を干す、草むしり

②業務命令が、到底納得することができない意図的なものである。例えば、異業種への配転、降格、降給が伴なうもの

③業務命令が、著しい不利益を伴なう。例えば、遠隔地配置、役職剥奪が行なわれた場合、不当性があると捉えられています。

退職目的の配置転換は人事権の濫用

ある製造会社で、工場の責任者とその部下に突然営業部への配転命令が出されました。団体交渉で会社は明確な説明ができず、最終的に団交を拒否してきました。慣れない業務でのノルマ強要に一人は体調を崩してしまいました。ユニオンは労働委員会に不当労働行為救済申立を行なうとともに、裁判を提訴しました。一審判決は勝利しました。

「……このことから、直ちに本件配転の必要性が存しなかったものと断ずることは出来ない。しかしながら、このような方針の変更は、被告が原告らを採用するに至った動機とは相容れないものであるから、被告としては原告らの雇用を継続する必要はなくなったと考えられ、原告らの退職を期待する理由があるといえること、原告らの雇用を継続することを前提とするのであれば、その納

得、理解を一定程度得ておくことが必要であるから、被告としては、本件配転に先立って、原告らに対して、他部門との融和を強く指導、勧告してしかるべきであるのに、そのような事実は窺われないし、また原告らが本件配転より採用時の職種とは全く異なる営業職に異動することとなるにもかかわらず、その意向を全く聴取することなく、突然決定事項として本件配転を申し渡していること、異動先の営業部の上司である営業部長は、原告らと感情的な対立があったのであり、同人は原告らに対し、顧客開発先を既存客及び一般営業担当者が新規開拓中の顧客以外とすることを命じ、いわゆる飛込み販売のみの方法による履行を強い、しかも到底困難と解されるような販売目標を設定するなど、およそ教育的な配慮の見られない処遇をしていること、本訴提起直前の平成十六年三月二十五日に渡された競合他社使用先リストについても、実際の営業活動には役立たないものであり、何ら事態は改善されないばかりか、かえって原告らの営業活動の不振に対する非難の口実とされかねないものであり、かつ、そのころから、原告らに対する嫌がらせにあたるような行為も一層度を増してきたことなどからすると、本件配転において、営業部を新たな配転先に選定したことは、被告の経営改善の方策の変更にともなって、原告らの雇用を継続することが不要となり、かえって、新たな方針の下では会社組織の障害になりかねないことから、原告らを退職に追い込む意図をもってしたものと推認される。

そうすると、被告の原告らに対する本件配転は、被告の有する配転命令権を濫用するものといわざるを得ず、したがって、これと不可分の関係にある本件解任とともに、その効力を有しないものというほかはない。したがって、原告らは、本件配転が無効である以上、なお、当初の職にあるものというべきである。」（精電舎電子工業事件）。

会社は控訴しましたが、最終的に原告にとって勝利的和解になりました。

会社は人事権を一方的に持っているわけではありません。職業的能力の尊重配慮義務、職能開発協力義務、適正配置義務を欠いた人事異動は認められません。

〝いじめ〟にも「防止対策ガイドライン」を

フランスで、二〇〇二年一月から「モラルハラスメント」法規制が行なわれました。

その成果が、『公衆衛生』（医学書院刊）二〇一〇年一月号に「プシコソシオ問題（職場のメンタルヘルス）で闘いを開始したフランス」のタイトルでの報告で紹介されています。

一つは、罰せられるようになったことで、犠牲者自身が苦悶を乗り越え、堂々と提訴して救済される事例が増加した。

二つ目は、判例が蓄積してきたため、何をすると認定されるか具体的に明確になってきて、雇用者、管理職、一般職員に至るまで〝してはいけないこと〟の自覚が高まり、抑止効果が生まれている。

三つ目は、モラルハラスメントが原因で労働災害に認定されるようになると、職場での予防、改善をするうえでの巨大な武器となる。


このような成果を日本も見習い、早急な法制化が必要になっています。

さまざまな団体が〝いじめ〟パワハラの規定を行なっています。しかし団体交渉では厚生労働省の通達ではないという理由で共通の物差しにはならないことがあります。また、団体交渉では「不当だ」という主張に会社は「違法ではない」と主張して平行線をたどることがあります。しかし違法ではなくても「労働者の働く権利を回復させたり、職場環境の改善に向けての要求」は労使の協議事項になります。

外国にはそれぞれの国独自の法律や規定が一九八〇年代後半から制定されていて、内容はほぼ東京都の捉え方と共通性を持っています。

セクシャルハラスメント（以下セクハラという）については、二〇〇七年四月一日付で改正された「男女雇用機会均等法」で事業主に対して防止のための雇用管理上の配慮を義務づけました。それに基づいて会社や自治体はそれぞれ規則等を制定して判断基準を明示したり、防止ハンドブック等を作成するなど周知と対策をはかっています。

セクハラは「対価型」と「環境型」に分類されます。セクハラにおける「対価型」とは、職場で行なわれる性的な言動に対する労働者の対応により、当該労働者が労働条件につき不利益を受けることをいい、「環境型」とは個人の受け止め方を無視して権力を持つ者、強者が職場の雰囲気を決定づけることを言います。まさに〝いじめ〟においても「環境型」から発生する問題が増えています。セクハラ防止のための雇用管理上の配慮義務同様の対策が〝いじめ〟パワハラ問題でも必要になっています。

しかし政府の〝いじめ〟パワハラ対策はほとんどと言っていいほど進んでいません。

厚生労働省や他機関において現場の労働者の声を聞き入れて早期に「職場におけるパワー・ハラスメント防止対策ガイドライン」を制定させる運動を進めていく必要があります。

第三章　どう対処するか

紛争への対応

交渉に向けた対策

本来労使の関係は信頼関係があって成立します。

しかしその関係が崩れた時、労働組合・ユニオンはどのような対処ができるでしょうか。

労働組合・ユニオンが会社に処遇改善要求・職場環境改善要求を行なうにあたっては、法律・判例に照らして違法性があるかどうか、社会的に許されるかどうかの正義・不正義の判断、行為の正当・不当性の存否などの視点から幅広く取り上げて検討します。

その結論として労働組合・ユニオンとして会社に団体交渉の申入れをするか、労働基準監督署や行政のあっせん機関に申請するか、裁判所への提訴の手段をとるか、など解決手段を判断します。

労働基準法や労働契約法、労働安全衛生法等は使用者と労働者の権利と義務、そして労働者の保護が謳われています。しかし、労働者と労働組合・ユニオンも権利を活用し、保護を主張しなければ自らを守ることができません。

労働者と会社は対等な立場で雇用契約を結んでいます。

会社が就業規則に定めている条項は労使双方が遵守しなければなりません。就業規則の条項の基準は労働基準法を下回ることは認められません。

会社は裁量権があるといっても労働者に勝手な指揮命令、不都合や無理を強いる業務指示が出来るということではありません。裁量権は、労働者の心身、生活にどのような影響を及ぼすかなどが考慮された内容でなければなりません。

また労働者の労働条件は、就業規則によるものだけではありません。

会社の中には就業規則の付則で「行動規範」を設け、セクハラや〝いじめ〟、差別禁止を謳っているところもあります。また独立して制定しているところもあります（「行動規範」の具体例は後述）。多くの「規範」は労働者に訴願権を保証しています。その場合は個人で訴願権の行使も有効です。

訴願権でも解決しなかった場合は、「行動規範」を労働条件として交渉をします。

解決に向かう交渉では、今後に向けて利用しやすいように改正させることも必要となります。

「行動規範」がない会社では設けさせる要求が必要です。

このような規定が存在する会社は、トラブルに遭遇したら対処する手段があるということで労働者の日常的安心感が違います。労働組合も交渉がしやすくなります。

解決に向けて

どのような解決も相談者が納得、了解するものでなければなりません。

解決に向けては労働組合・ユニオンとしては、会社や加害者との団体交渉が必要だという判断に至ったら、団体交渉申入れを行ないます。会社は団体交渉を拒否できません。拒否されたら、労働組合・ユニオンは労働組合法に基づき都道府県の労働委員会に不当労働行為救済申立てを行なうことができます。

団体交渉の目的は紛争を話し合いによって平和的に解決することです。

交渉では、お互いの人格を認め合いながら、どのような問題があったのか、問題の原因は何だったのかについて共通認識を持ち、改善点、克服しなければならい課題などを確認して相手が変わり、自分も変わって行きます。「自分も変わる」ことを確認できることは譲歩でも屈服でもありません。自己の成長です。

例えば〝いじめ〟には加害者と被害者がいます。少なくとも被害者がいます。交渉によって何を獲得するのか、何を失うのかを想定し、期待する解決内容を確認して臨みます。交渉では初めに労働組合・ユニオンと相談者・紛争の当事者は〝いじめ〟行為の事実を主張し、期待する解決内容を提案します。会社は反論し、自分たちを防御してきます。その中には相談者・紛争の当事者にとっては予想していなかった反論や初めて聞く話もあります。

会社は、相談者・紛争の当事者の主張のすべてを受け入れるということはなかなかありません。使用者の安全配慮義務や使用者の就業環境整備義務を欠いていたことを認めることになり、損害賠償訴訟に至ると敗訴することを想定するからです。

交渉の結果は、謝罪等が行なわれて解決に至ったり、和解に向かったり、平行線をたどったりします。〝いじめ〟問題の解決は被害者の人権の回復を伴うものでなければなりません。

紛争は短期間で解決するにこしたことはありません。団体交渉の利点は、双方が早期解決を望んでいる場合、お互いが譲歩することで紛争の詳細に踏み込まずに解決が可能なことです。

すでに述べましたが、紛争の解決に際しては謝罪文にかえて、相談者・紛争の当事者のこれまでの会社への貢献への評価と今後の期待を込めた感謝状として会社が意思を表明するという方法も双方にとってポジティブな解決になります。

紛争の解決とは何か

相談者が在職者や休職者で復職に向けた交渉の場合の解決は、労使・関係者の話し合いによって職場環境の改善をはかり、職場の人間関係における信頼関係を回復し、安心して就労を続けることが保障されることが必要です。そのためには〝徹底抗戦〟で人間関係を鋭角化することは決していいことではありません。解決後に孤立状況に置かれることがあります。「私は大丈夫」という主張を聞くことがありますが、実際そうなった場合に〝持ちこたえた〟例は多くありません。

相談者が解雇撤回に固執して解決がデッドロック（膠着状態）に乗り上げる場合があります。会社の評価結果と自分の評価が大きくずれている場合や、再就職が困難なことを想定して会社にしがみつこうとしている場合などです。

交渉において、会社に「相手が代わる」ことが期待できない、公平な評価を期待できないと実感することも少なくありません。そのような場合、復職後に想定される状況も考慮した判断が必要です。

一時的に紛争が解決に至って復職しても、また後の紛争が生起することがあります。そうすると本当の解決に至ったとはいえません。

このような場合、解雇撤回が紛争解決の唯一の解決策とは言いきれません。直面する紛争だけでなく、その後の生活の安心・安定、自分の心身を大切にする観点からも検討が必要となります。

交渉は今後を見極める契機です。職場環境の改善などが期待できないと判断される場合は「合意退職」も積極的な解決方法です。

また人員削減を目的に〝いじめ〟をした会社が今後も存在し続けるという保証はありません。

〝金は一時、健康は一生〟

相談者がひどい体調不良に陥っている状況ではまともな判断ができず、自分で解決を探れないのは当然です。そのような場合は急いで判断をさせる必要はありません。

会社との交渉は、権利喪失の時効期限などを考慮しながら、まずは休養し体力を回復するようアドバイスをする必要があります。傷病休暇制度、雇用保険制度、または生活保護制度の活用のアドバイスも必要です。

生活維持は、働き続けられる健康な身体によって保証されるのであり、体調のさらなる悪化は生活をもさらに悪化させます。生活維持は生涯の責任問題です。そのための健康回復は優先される課題です。

〝金は一時、健康は一生〟です。

労災申請や裁判提訴は慎重に

相談者が精神的体調不良者の場合、労災申請や裁判提訴については慎重な判断をする必要があります。

なぜなら現在の日本の制度では時間的に長期間を要するとともに、〝勝つ〟ためには、それまで虐められたこと、口惜しかったことなどを詳細に再現し、証拠資料を作成することが必要となるからです。そして審査官や、裁判所での相手方代理人や裁判官からの尋問に答えなければならないからです。忘れかけていたことを思い出さなければならないことは、体調をさらに悪化させることにもなります。

労災申請や裁判提訴中は、体調が回復しないことを覚悟しなければなりません。

「ゆとり・なかま・決定権」

労働条件や労働環境は、法律や就業規則に書いてあることを履行するだけでは不充分です。

労働者は誰でも安心して働き続けられる期待を持っています。そのための一番の条件は、〝大きい会社で働く〟ことでも〝一生懸命働く〟ことでもありません。日常的に労働者同士がお互いの人格を認め合い、信頼し合い、愚痴を言い合える同僚・仲間がいることです。

仲間はトラブルが発生した時、相談相手にもなり、より早く、よりいい解決のための近道となります。〝職場の人間関係が一番の労働条件〟で本当のセーフティネットです。

セーフティネットとは問題が発生したあとの受け皿のことを言うのではありません。

労働関係論を専門とする熊沢誠氏は著書『能力主義と企業社会』（岩波新書）で「働き続けてゆける職場」に必要なものとして「ゆとり・なかま・日常の仕事に関する労働者の一定の決定権」の三要素を提起しています。

「ゆとりとは、たとえば、勤務中にも一息ついてなかまと話ができるほどの労働密度であること、個性的な余暇生活が享受できるほどの労働時間であること、心身の疲労が重ならないこと、もっと端的には、高齢者や女性、病弱者や障害者でもなじみの場で働いてゆけることである。総括的にいえば、ノルマやその達成への督励が頑健な青壮年男性のみに耐えられる『働きすぎ』を招かないほどの水準に規制されていることが、ゆとりの要件に他ならない。

では、なかまとはなにか。仕事の中でおたがいに助け合う。労働環境の改善には協力しあう。ある人の健康上、性格上の事情による仕事の不備を管理者の追及からかばい、その『事情』を事由とするその人への冷遇には一緒に抗議してくれる――そんな同僚たちがたしかに実在するとき、私たちは『なかまがいる』という。そのなかま関係の実在がもつ意義は、集団労働の労働者にはもとより、単独作業のサラリーマンにも決定的だ。それは企業の論理によって協同するメンバーのある層が生活保障を失うことを防ぎ、経営者の意志によって『個人の事情』、ひいては個人の尊厳が踏みにじられることを防ぐ力の基礎である。『個の時代』なればこそ、特別の権力や才能を持つわけではない普通の労働者は、この力の基礎を危うくしかねない競争と選別の労務政策に立ち向かいたい。

第三の要素にあげた決定権という概念は、私の含意では、作業集団または労働者個人が仕事のペース、手順、方法、そして職種によっては仕事の具体的内容に関して、企業の財務管理の枠内ではあれ、一定の決定権を享受できることである」

この三要素を一つずつではなく一体のものとして職場に作り上げられた時〝働きやすい〟ということがいえます。

真のコミュニケーションは

コミュニケーション不足は個人の問題ではない

業務遂行の分断化、個別・個人化、裁量労働・フレックス制が進み、業務指示等の手段もパソコンが普及し、仲間作りが困難になっています。そのような中で個別労働紛争が増えています。トラブルが発生した原因が、会社側にだけあるとは言い切れません。

相談を受ける側は、相談者の話を聞きながら問題点を整理し、一緒に対応を検討します。その時に、相談者のしぐさ、表情、声の調子、雰囲気などの〝言外の言葉〟もキャッチしなければなりません。コミュニケーションの六五%は〝言外の言葉〟だといわれます。

これは社内のコミュニケーションにおいてもそうです。最近、降格や退職勧奨の理由としてコミュニケーション不足が指摘されるケースが増えています。

しかしコミュニケーションは社員同士が自己主張をして結びつくことであり、相手との同意・不同意の確認の共有を会話、議論、説得、交渉などを通して行なう相互行為です。不足（欠落）は一方だけの問題ではありません。

会社の経営方針や訓示、決算・予算などの決定は経営者の専任事項です。それに基づいて各部署・営業所は具体的戦略を立て、社員に通知・指示します。社員はその通知・指示に従って日常的に業務を遂行していきます。

その時、どのようにして会社の意思を浸透させるのか。

〝上位下達〟は、その段階ごとに説明責任と了解が不可欠であり、それがあって初めて各部署・営業所の総合力が発揮できます。

しかし朝礼がないなど、一日中職場の仲間と顔を会わせない状況の会社が増えています。業務指示がメール、問い合わせもメールという職場が増えているのです。質疑応答ができない文書通達や一斉メール発信で済ませている会社も多くあります。共同作業も少なくなりました。

業務であれ私的であれ社内では一日中一言も言葉を発することがない社員もいます。

労働裁量制の場合、昼食や休息も別々、上司・部下・同僚との飲み会の機会も減っています。会話するのは顧客からのクレーム対応の時だけ。ストレスが溜まってもはけ口がありません。

言葉と〝言外の言葉〟による他者との結びつき、相互確認がコミュニケーションです。

本物のコミュニケーションは一方通行ではない相互の自己主張です。自他尊重のない一方的自己主張は〝いじめ〟であり、暴力に発展する危険性が出てきます。

コミュニケーション不足が混乱をもたらしている

業務が、労働者の個性が剥奪された上位下達でマニュアル化されています。労働者の創意工夫や個性の発揮が奪われ、物言わない（考えない）労働者が増えています。独自の業務遂行は秩序破壊と批判されます。

通知・指示が一方的に行なわれると社員は混乱したり、誤解が生じます。会話がないということはお互いの誤解、トラブルが発生しやすくなります。

労働者は、評価を気にしながらマニュアル通りに仕事を遂行していきます。しかし個別・個人化が進むなかで、マニュアルを誤解し、しかも途中の点検がない場合は会社の要求とはまったく違う方向で業務遂行して「完成」していることもあります。

業務のマニュアル化は、短期間では成果を確認することができますが、長期的にみた場合、成果が大きいとはいえません。

荒井千暁《ちあき》医師は産業医として労働者が置かれている状況を著書『職場はなぜ壊れるのか―産業医が見た人間関係の病理―』（ちくま新書）に書いています。

「人間の心理的プロセスとして、業務命令を『受容』や『当惑』を経て『混迷』に至り、思考能力が落ちても自分の身体に鞭打って仕事を続けた顚末が過労自殺ではないか」

「労働者が人間関係の改善などが無理になった段階では、『受容』や『当惑』を味わって『再調整』をするとき『自分本位の考え方』を最優先するようになります。そうすると会社の要求と労働者の成果に大きな乖離が見られることは必然です。この改善には、人間関係を含めた職場の環境関係がまず必要です」

労働者は「責任と裁量のバランスが取れていない」状況で高いストレスを感じます。

このような中で、社員にとっては不可抗力の状況も多々発生しています。その結果、上司・同僚・部下との信頼関係を構築できない状況がトラブル発生の原因になっています。

コミュニケーション不足は会社全体の問題

また社員同士がライバル意識を持ち、他者に仕事を教えることは自分の位置を危うくすると捉える人間関係が存在します。労働者は孤立し、お互いのサポートがありません。コミュニケーション能力がパワーアップされる機会がないのです。

このような職場環境で働く相談者は、具体的事実を挙げることなく「パワハラにあった」という言葉だけが空回りすることも多くあります。何らかの被害を受けているのは事実でも、自己表現が出来なかったり、事態を客観的に見えない（見ない）、自分自身を確認することができない状況から抜け出せないでいます。

このような状況における労働者の不安感や恐れ、疑念から来る攻撃的自己防衛が逆に他者への〝いじめ〟の加害となることもあります。

相談者が「パワハラにあった」と主張する場合、相談を受ける側は、具体的事実はどのようなものか、問題原因は構造的なものか、権力的力関係に基づくものか、反復性があるかなどを整理して問題を解きほぐしていく必要があります。

コミュニケーションの確立は、会社にとってはリスク管理に繋がり、労働者にとっては自己の労働の成果の確認、達成感の獲得につながり、職場環境の改善へと発展していきます。

やはり「人は人から傷つけられ、人によって癒される」

「サトラレ」は「サトラセ」の裏返し

北海道浦河町にある精神障害を抱えた人たちが参加する社会福祉法人「浦河べてるの家」の人たちの生活が、向谷地生世著『安心して絶望できる人生』(NHK生活人新書)などで紹介されています。

ここでは、統合失調症などに罹患する当事者が、仲間や関係者と共に、自らの抱える生きずらさや生活上の課題を「研究者」の視点から解き明かしていくという「当事者研究」の実践活動を行なっています。

当事者研究を通じて出された結論は、精神障害を抱えている当事者が引き起こすさまざまなエピソードは、いかにも人を遠ざけ、嫌悪し、無関心を装っているように見えるが、実は過剰なまでの孤立感がそうさせているのだそうです。

「思考伝播――自分の考えや自分のことが周りに伝わってしまうという感覚に襲われる状態」、いわゆる「サトラレ」の人たちがいます。

自分という存在が、誰にも「サトラレない」「知られていない」という孤立感が、「サトラレて困る」、自分の情報が筒抜けになっているという感情を持つようになります。

そのようにして、必死になって人に自分を「サトラセている」というからくりが見えてきたのだそうです。

「虐待という行為でさえ、一種の――自分でも賛成できない――自己対処の一つといえます。そういう手段を用いて、その瞬間、瞬間の自分を助けざるを得ない。それはリストカットをして一息ついている人たちと非常に共通したものがあります」。ここの雰囲気は、「どうにもならない自分を他人事のように考えてみたり、仲間と一緒に笑いながら自分を見つめていると、なんだか元気になってくるみたい」なのだそうです。

当事者研究の持つ力の一つに、「個人苦」が「世界苦」へと広がる経験を当事者がするということがあるのだそうです。「人間って、いつもこうしてぶつかり合い、対立しながら歴史を形づくってきたのか」という壮大なテーマと向かい合っている感慨があるといいます。そして「世界の抱える苦しみに自分はつながっている」という人間の生きた歴史を取り戻すのだそうです。

だれでも安心、信頼を探している

相談者が、「会社が私を監視している」「後をつけられている」「パソコンを覗かれている」「盗聴されている」「みんなが無視する」などと、相談を受ける側にとっては〝ありえない事実〟を訴えることがあります。体調不良は伺えません。

相談者は、信頼できるところを探して相談に来ています。解決したい希望を持っています。多くの場合、相談者は職場では受動的になり、人間関係を構築することができなくなっています。時には攻撃的行動をとって混乱に拍車をかけています。

自分の伝えたいことを要領よく話せなくなりがちです。相談を受ける側は、「当事者は嘘をつかない」ということを基本にすえて、相談者のありのままを認めて話を聞きます。「事実」にではなく「状態からきている気持ち」により沿います。そのようにして信頼関係を作っていきます。

相談者が被害を訴えているということは防衛手段を探しているからです。その方法を伝授する必要があります。そのためにはどのような時にいじめられるか観察させます。

関係妄想がある妄想の場合は、自分に好意を持って欲しいと無意識的に願っている人たちから迫害されたと訴えることが多くあります。

「幻想や妄想などの症状は、不安、孤立、過労、不眠の四つの条件が重なって、それがしばらく続くと起こりやすくなるといわれています。しかも、この四つの条件と幻想や妄想はお互いを強め合うのです」（全国精神保健福祉連合会発行のパンフレットより）。

医者には通院していない相談者がいます。その場合には「不安や不眠をなくすために、体調にあった睡眠薬を調合してもらいにだけでも一度、精神科の医者に行ってみては」と診察を勧めます。

「一番信頼できる人に相談してみなさい」

相談者が、職場で孤立させられている場合がありました。

「後から行動を起こすためにも、証拠を残しておく必要がある。メモを取ったり、録音をしておくように。ただし、見つかるようなことをしてトラブルを起こさないように」とアドバイスをしました。

相談者は実行しました。そうすると自分はいざとなったら反撃できると安心しました。

その後「誰も何もしなくなった」と報告がありました。

逃げるのではなく防衛手段をとったら攻撃は緩んだので、相談者は安心したのです。このようにして自分でコントロールする感覚を取り戻させていきます。

相談者が、「みんなが無視する」と訴えてきました。

「会社で一番信頼できる人に、いないなら上司に『私はどうして嫌われているのでしょうか。私に非があるなら直すので教えてください』と相談をして見なさい」とアドバイスをしました。

一番信頼できる人は、「お前がみんなから嫌われる、怖がられることをしているんだよ」と相談者が警戒した行動をとっていた具体例をあげました。「では、それを止めるから○○さんだけは、今後も私にいろいろアドバイスしてください」と頼むと「いいよ」と言われました。言われたことを止めると、周囲の雰囲気が変わって行きました。

現実検討能力を高め、孤立した状態から脱皮する解決方法を見つけ出したのです。

相談の最後に、「それでも変わらなかったら、もう一度相談に来なさい」と付け加えると安心します。少なくても、相談者とは切れないで存在している者がいることを実感させます。

〝いじめ〟で労働者はどのような状況に陥っているか

困難のなかで、精神状態と体調のギャップが生じている場合があります。〝いじめ〟に遭遇すると労働者は本来の自己を失ってしまいます。そのために、相談者の発言に相談を受けている側が素直に共感できない局面も発生したりします。

上司や同僚の批判を一方的に続ける、暴言を吐く、他者を攻撃する相談者がいます。〝いじめ〟が強まるほど、周囲からの意見等を一切拒否して排他的になり、自分の殻に閉じこもって自己を正当化します。実は、自己を防衛する手段として相手を排除する方法が批判や暴言、攻撃なのです。脅威、不安、困惑などの二次的な感情で、「涙が変形した表現」です。

だから相手への批判などで自己の正当化を繰り返してもトラブルの本質的原因について言及することはありません。しかしこのような行為を続けることは、相手への憎しみを増し、自己をコントロールできなくなっていきます。

本質的原因は別にあります。

お互いが被害者と主張しながら、実は加害者でもあったということもあります。

相談を受ける側は、このような状況が続くことに耐えているのは辛いねと弱音を吐かせます。そしてその弱音に共感します。攻撃的緊張関係が解けると相談者から、「本当はこうして欲しかった、ああして欲しかった」と期待している状況が浮かび上がってきます。

「現象」が起きる原因を追及することから、紛争の本質を探り当て、脅威、不安、困惑などを取り除いて解決に立ち向かわせることが可能となります。

紛争の解決への期待を、何らかの方法で相手に伝える必要があります。このような場合、解決に際しては上司がヘゲモニーを握る必要があります。上司がいじめている場合は、上司の上司です。

相談を受ける側も、批判、暴言、相手を攻撃する発言を黙って聞き続けることは感情が傷つきます。機会をみて相談者に、相談を受ける側も含めて他者への思いやりに欠ける発言であり苦痛であること、「その気持ちを克服しないと解決しないよ」と忠告する必要があります。忠告しないことはやさしさではありません。

相手の人格を否定して解決はありません。

人格否定の〝いじめ〟には他者との交流で再確認

誰でも人格を持って生きています。人格は集団の中で存在し、他者の共感によって磨かれる個性です。誰も他者の人格を否定することはできません。

会社は、ゆとり、包容力、指導能力を喪失すると労働者の自発的活動を抑えこみ、上位下達の指揮命令による精神的拘束やマニュアル化を強制してきます。

労働者が集団化を拒否すると人格・個性を否定する〝いじめ〟が行なわれ、孤立を強制されます。そのような行為は、同時に人権もはく奪してきます。そうすると人格がゆらぎ、自己を見失います。ゆらぎを感じた時は、その感情をうちに秘めないで信頼できる者との交流を通して、他者から否定される必要性のないことを確認し、自己防衛をすることが必要です。

このような場合の会社との交渉は、個人に対する問題としてではなく、会社全体が抱えている問題の根本的原因を捉えかえす必要があります。

会社にとってマニュアル化は、一時的に生産性が低下するのを止めることができるかもしれません。しかし、実際には労働者個々人が本来持っている能力を発揮することを拒否する行為であり、長期的な労働生産性は向上しません。労働者は、一時はマニュアルに従っていればいいので楽だと捉えても、長期に及んだ時は労働意欲や〝仕事の生き甲斐〟を奪われるからです。

本物の自尊心は簡単に傷つかない

相談者が自尊心（プライド）を傷つけられた、と訴えることがあります。しかし、自分本来の充実感や満足感をもつ自尊心は、他者から評価を受けて確認するものではありません。傷つくのは、他者の評価によってしか確認できない、他者に認めてもらいたいという思いを抱く虚構だからです。実際に守るものがないから防衛出来なくて傷つくのです。本物の自尊心は、簡単に傷つきません。

かつて、「中流意識」という言葉がもてはやされました。住宅や家具、装飾品や車などを所有することがその仲間入りの証となりました。コマーシャルに乗せられた外見にこだわり、他者に見せ、見せびらかすことで満足感を満しました。労働の価値が、労働そのものへの達成感、仲間と喜びを共有して確認するものから、消費力の充足度に変えさせられました。自己の確立、自尊心は「内在」するものではなく、「外在」するものに変わりました。

しかしそのような中では、本当の自己の確立はできません。自己が「不在」です。

他者に左右されないで自己の存在価値を見つめ直し、自己の価値観を確立して大切にし、それぞれの生活、人生に満足することが本物の自尊心です。

自分には全く非がない！

〝いじめ〟に遭遇しやすい相談者がいます。

例えば、退職勧奨や解雇の〝いじめ〟などの場合に、自分には何ひとつ非がないと主張し続ける相談者です。「こんなに真面目に仕事をして会社に貢献し、必死に耐えて家庭を守ってきたのに」と縷々主張します。自己の状態のどの一角を崩されることも拒否します。

会社は相互関係の集団による営みの空間です。それぞれ個性を持つ労働者同士の関係において、「自分には何ひとつ非がない」という認識は、会社や同僚、家族とのコミュニケーションが確立していない状況での自己評価です。会社や同僚からは違う評価を受けていても、他者の存在を無視や拒否していたから、誰も問題点などを指摘し、庇ってくれなかったのです。その結果、周囲から嫌われ、弾かれたのです。

そこに〝隙〟があったのです。

だから自分に何ひとつ非がないとしても（このようなことはあり得ない）、低い評価を受けるのです。

このような場合に相談を受ける側は、相談者に「自分がそう考える根拠はどこにあるのか」、「自分の感情や解釈を排除してとらえた時、紛争の問題の本質はどこにあるのか」、「なぜこのような紛争が起きたのか」という観点から、記録を点検したりしながら、事実経過をもう一回振り返ってみてもらう必要があります。

そうすると自分が排除していたり、掌握していない問題、理解できなかったもう一つの事実、相手の意思や意図が見えてきます。自分にとって有利な、そして不利な事実関係、受け入れて克服しなければならない課題が、客観的に浮かび上がってきます。

そこに到達したら交渉の手順、何を獲得するか、何を失うかを想定して期待する解決内容を検討します。

交渉は相談者・紛争の当事者にとっては自分を見つめ直すことができる場にもなります。

憎しみを抱き続けることはつまらないこと

労働者は〝いじめ〟によって傷つくと、憎しみの感情はなかなか消えません。復讐心にもなります。しかし、憎しみや復讐心を持って生きていくことは、他人によって自分の心が支配されてしまっている、人生を拘束されているということです。つまらないことです。引き起こされた苦痛から関係を清算することが必要です。

このことから抜け出すためには自分の夢、未来に心を向けることです。それまでも苦しみや苦労に耐えただけ強くなったのです。その強さを自信に変えて活用することができます。加害者より人間的に大きくなる、幸せになるという思考の転換が必要です。

誰かに夢や未来を語り共感を得ることで、加害者からの支配や拘束から抜け出すことができます。相談を受ける側は、一緒に夢や未来を膨らませます。

二十四時間を会社や他者に支配される必要はありません。

仕事のことだけでなく、自分が燃える対象を見つけ、時間をかけて熱中します。その対象としては、身体を動かすことが最適です。

戦後補償運動の地平から受け継ぐもの

人間は好かれたい、愛されたい、自信をもって生きてゆきたい、と切望している

本来、人間が持っている価値観は、不公平・不平等、モラルダウン、人間同士のいがみ合いを受け入れません。

「心的外傷後ストレス障害では『ストレスの原因が人為的なものの場合、障害はより重く長期にわたるようである』と書かれている。人間は、好かれたい、愛されたい、自信をもって生きてゆきたいと切望している。意図的で明白な他者の敵意と攻撃は、ほかのなによりも人間の自己イメージを傷つけ、自信を損ない、世界は意味のある理解できる場所だという安心感をぐらつかせ、しまいには精神的・身体的な健康さえ損なうのである。……

人間の心に恐怖と嫌悪を打ち込むのは、病気や事故による死や負傷ではなく、同じ人間による個人的な略奪や破壊行為のほうなのだ」（デーヴ・グロスマン著『戦争における「人殺し」の心理学』）

この結論は、ベトナム戦争から帰還した兵士の多くが、ＰＴＳＤに罹患したことを捉え直した中、アメリカ軍の関係者から出てきました。

アメリカ軍はアメリカ兵を負傷させ、殺し続けている

しかしアメリカ軍は懲りもしないで、その後もイラク、アフガニスタン等に出兵し、多くの精神

疾患に罹患した兵士を作り出し、自殺に追い込んでいます。アメリカ軍はアメリカ兵を負傷させ、殺しています。そして過ちを繰り返し続けています。

心理学は戦時中、兵士を隊として戦場に駆り出すためや、後方の工場などでの生産性を高めるために活用され、発展してきました。しかし戦後、心理学者や精神科医は駆り立てたことに対する反省や、後遺症に対する治療に関心を示しません。

兵士や民衆の戦争被害・精神疾患の状況は、今も後遺症が残り社会問題になっていますが、政府は責任を取っていません。彼らへの問題の掘り起こし、支援の取り組みは、多くの場合「行政」ではない人たちが進めてきました。

そして、精神科医の島悟医師が言うように「行政の進める労働安全衛生のモデルは軍隊」の実情です。ここでも責任回避の施策が進められています。

労働者のメンタルヘルスケアの問題の対処方法も、大きな転換が必要です。そのヒントを戦争被害責任に真摯に取り組んでいる団体の経験から、探ることも意味あることです。

トラウマ・『PTSD』から回復するには、他者の存在が重要

通常では経験することのない恐怖に直面して、その後遺症に苦闘する労働者の精神的回復は、簡単ではありません。

日本では取り組みが遅れています。その結果、対策もヨーロッパ、特にドイツとは大きな違いがあります。

「トラウマという言葉は日常用語として定着し『PTSD』も広く知られるようになったが、これらが日本の言語空間で流通するようになったのは、一九九五年の阪神淡路大震災や地下鉄サリン事件以降のことだ。本来は「身体の傷を意味する言葉として使われていた『トラウマ』が『心の傷』という意味をふくみ始めたのは、鉄道事故が多発するようになった一九世紀後半の西ヨーロッパにおいてだった。……

第二次世界大戦後、心因性の『トラウマ』は、欧米の精神医学会でもあまり注目されなかった。それが変化するは、一九七〇年代のアメリカにおいてだった。ベトナム帰還兵たちが患うパニック障害や鬱などの症状は、戦争体験の影響による精神疾患であることを認め補償の対象にするようにと、精神科医らが帰還兵たちに協力しながら運動を展開した。また同じく一九七〇年代に、フェミニズム運動の広がりのなかで、レイプやDVなど女性にたいする暴力への社会認識が変化していった。被害者ではなく加害者に責任があることが認識されるようになり、被害者支援のセラピーのなかで、精神的な後遺症に注目が集まったのだ。こうした運動の盛り上がりによって、PTSDは一九八〇年に初めてアメリカ精神医学会のDSM—Ⅲにふくまれ、公式診断名となった」

「トラウマの生存者は、過去の記憶と共に生きているのではない。終わることのない、完了することがない〈出来事〉と共にあるのだ。生存者にとってその〈出来事〉は今も続いている。トラウマは、あらゆる意味で現在進行形のものなのだ」

「トラウマは、発せられた言葉だけでなく、語られたことを越えた領域——沈黙——に耳を澄ますことを私たちに迫る。もし、生存者を痛みから解き放ち共に生きようとするのであれば。

ホロコースト生存者の語りと沈黙を聞いてきたD・ローブは、体験者が『証言者』としてトラウマから旅立つためには、『真摯に耳を傾ける聴き手が、証言者が語りかける相手』が必要だと強調する。『証言は独り言ではない。それは孤独のなかでは生まれてこない。生き残った者は誰かに語りかけているのだ。長い間待ち続けた誰かに』」

……トラウマから回復するには、他者の存在が重要だと指摘する。

「心的外傷の体験の中核は何であろうか。それは、無力化（disempowerment）と他者からの離断（disconnection）である。だからこそ、回復の基礎はその後を生きる者に有力化（empowerment）を行ない、他者との新しい結びつきを創る（creation of connections）ことにある。回復は人間関係の網の目を背景にしてはじめて起こり、孤立状態においては起こらない。生存者は心的外傷体験によって損なわれ歪められた心的能力を他の人との関係が新しく蘇るなかで創り直すものである」（『戦争と民衆　戦争体験を問い直す』旬報社刊の直野章子論文「原爆体験」）。

セクシャルハラスメントの被害を受けた場合などからの回復は困難を伴うが、やはり「人は人によって傷つけられ、人によって癒される」のです。

「生きていてよかった！」

〝いじめ〟やセクハラ被害に遭遇し、精神疾患に罹患して相談に来た労働者を、どのようにして回復させ、社会復帰させるか。

人格の回復、人間としての尊厳の獲得、そのことを実感できる状況の実現です。

原爆が投下されて被災し、生き残った多くの被爆者はＰＴＳＤに罹患しました。

「あの雲消して」

香月クニ子

一、青空に　キノコ雲できた
今日もベットの上で　空を見上げ
あの雲浮かべないでと
浮かべないでと　空に祈って

二、燔《はん》さいの　炎は赤く
友を焼きつくしたけれど
まだ私は燃えている
あの雲消してと　あの雲消してと
空に祈って

三、放射の光は　未だ消えず
身体の中をかけめぐる
そしてまだ私は生きている

世界の平和を　世界の平和を
空に祈って

四、あじさいの園に遊ぶ
子等の為に　長崎の鐘よ
なり続けておくれ　希望の光を
希望の光を　空に祈って

このような思いでいた被爆者の女性が、一九五六年八月に開催された原水禁運動の第一回世界大会の宣言に感動し、涙を流して思わず吐いた言葉が「生きていてよかった!」です。

被爆者は「人間の破局」と「証言の不可能性」の情況におかれていました。さらに、朝鮮戦争で三度の核兵器使用が囁かれ、軍需産業の復興の中で、戦争の恐怖に襲われると「死にたい」という思いにかられました。しかし、それに反対する原水禁運動の世界的盛り上がりを機に、恐怖を払拭し、安心して生活できると思ったときの実感です。

生き残ったことは幸せだった

証言活動をしている被爆者がいます。

「『原爆被害者証言の集い』はカウンセラーの組織と密接なつながりがあることから、証言には心理療法的な意義が付与されてきた。生存者自身はそのことを意識していなかったかもしれないが、医療ケースワーカーやソーシャルワーカーたちは、多くの生存者が後悔、孤独感、恐れ、悲しみ、罪責感、憤り／恨みといった要素が複雑に入り乱れた感情とともに生きていることを頻繁に述べている。ある者は、子どもたちや家族を失ったことで自分自身を責め、ある者は級友、生徒、部下の死に対して責任を感じ続けている。また別の者は、あの短い瞬間の記憶、他人を犠牲にして自分が生き残ってしまったその短い瞬間の記憶にさいなまれて生きつづけている。さらに、多くのものは放射能とその後の障害という拭い去ることのできない不安感のなかで生きている。被爆者が財政的負担や、雇用、結婚、その他の状況での差別、そしてまた原爆後に経験した別の数え切れないほどの困難に苦しんでいたことを考慮すれば、生存者の多くは生き残ったことがはたして幸せだったのかとさえ疑ってきた。ソーシャルワーカーをはじめとするカウンセラーたちは、こういった日々の問題に直面していた生存者にとって証言活動に心理療法の効果があると結論づけていた。カウンセラーたちが望んだのは、語りという形での想起／回想を通じて生存者が自身の矛盾した考えや感情をつなぎあわせ、そこに意味のある秩序を見つけ出すことができるのではないかということである。」（米山リサ著『広島　記憶のポリティクス』）。

人は、他者に話しかけることで共感者を獲得し、安心感を得て自分自身を回復することができます。

「今なお心もからだもおびやかされています」

被爆者や東京大空襲でのＰＴＳＤの問題がクローズアップされたのは、ほんの数年前からです。

広島市や長崎市も取り組みを開始しました。

二〇〇八年八月六日、広島市長の「平和宣言」は「しかし、被爆者の心身を今なお苛む原爆の影響は長年にわたり過小評価され、未だに被害の全貌は解明されていません。中でも、心の傷は深刻です。こうした状況を踏まえ、広島市では二か年掛けて、原爆体験の精神的影響などについて、科学的調査を行ないます」と宣言しました。

二〇〇八年八月九日、長崎市長の「平和宣言」は「七万四千人の人々が息絶え、七万五千人が傷つき、かろうじて生き残った人々も貧困や差別に苦しみ、今なお放射線による障害に心もからだもおびやかされています」と宣言しました。

泣くことが歓びになる

一九四九年、韓国の『火山島』・済州島《チェジュ》では韓国軍から多くの住民が弾圧され、虐殺されました。家族を殺された遺族には、悲しむと〝アカ〟（共産主義者）と言われるため「悲しむ自由」もありませんでした。

軍事独裁政権下でもそうでした。毎年命日を迎える真夜中十二時、遺族は口を手で蔽い、押し殺して泣いて過ごしてきたといいます。

小説『火山島』の作家・金石範氏は、事件の真実が掘り起こされ、六十年が過ぎてやっと大声で泣けるようになったと語ります。

人間には「悲しむ自由」があります。泣くことができる自由を獲得した時、泣くことが歓びになります。

そうしたら「悲しみを怒りに」「怒りを闘いに」転換することが可能になります。

そしてモラルハザードから自己を回復させることが出来ます。

成果主義賃金制度の導入

「総合評価」は、評価を下げる手段

日本の多くの労働者は「職務」ではなく「職務遂行能力（職能）」での業務を遂行してきました。「職能」を分析・評価するのは至難の業です。「職能」は「業績」にストレートに結びつかないし、「業績」と「成果」は違います。日本の職場に「評価」は馴染みません。

アメリカでは一九八〇年代から、産業構造の変化に対して一人ひとりの労働者に新たな能力開発を強いて「成果主義賃金制度（Beyond Pay for Performance）」を導入しました。

日本では一九九五年、富士通が最初に成果主義賃金制度を導入。目的は人件費の削減と労働者のモチベーションの向上と言われました。

その後、「みんなで渡れば怖くない」方式で〇三年頃から多くの企業で導入していきます。「成果主義賃金制度」は賃金が成果に基づいて支払われると説明されますが、「成果」の定義自体がまちまちです。

二〇一〇年の初め頃、「社内のパワハラを取り上げたドラマ」の触れ込みで『泣かないと決めた日』

（フジテレビ）が放映されました。

イタリアからの輸入商品を取り扱う商社の課内ではさまざまなトラブルが発生します。課員は原因をすべて新入社員のせいにします。上司の課長も根本的問題解決を図ろうとはせず、自分は問題児を抱えさせられた被害者と正当化し、新入社員にも苦労をさせられると嘆いてさらなる〝いじめ〟を繰り返します。

一方、その課長は部長から嫌われ、理由なく低い評価を通告されます。課長は、それを目撃していた同僚の課長から「お前が上司からされていることと同じことを部下にしていないか」と通告され、自己を振り返ります。

最終的には公平な競争制度の導入ということで課内の不公平感は払拭されます。課長は、部長には自分の苦労を理解した高い評価を期待します。そのために問題児を抱えて苦労していると主張する証拠として部下に低い評価をします。評価制度が客観性のない評価者の自己防衛手段になっています。

「総合評価」は、「業績」がよくても評価者が別の設定目標、例えば「行動評価」が悪かったという理由で下げることができる都合のいい評価方法です。行動評価を低くする理由としてコミュニケーション不足があげられることが多くあります。「部のノルマはお前が足を引っ張っている」と指導やサポートをせず〝いじめ〟ます。

顧客や同僚からのクレームなど業務上問題があったなら、トラブルが発生した時点で、その都度指摘・改善したほうがお互いのためになり、特に業績を追求する会社にとっては早急な手立てやリスク回避ができるはずですが、評価時まで、理由通告が持ち越されることが多くあります。評価者が会社のリスク管理を放棄しているのです。

自己評価と上司の評価の落差が大きなストレスになる

労働者の「職能」における「成果」は、日々研鑽を積んで発揮されます。

逆に労働者の「能力」は一朝一夕にして落ちることはありません。つまり「成果」は短期間で下がることはありません。評価が下がるのは、①業務が変更になった、②職場環境が変化した、③評価制度が変更になった、④評価者が「成果」を人為的に「評価」した、労働者が体調を崩した、またはサボタージュをした場合です。

評価制度を悪用している相談が結構あるにもかかわらず、「評価規定」が公表されていない会社があります。

目標設定が一方的に行なわれたり、期の途中で目標管理やサポート、アドバイスがないことも多くあります。評価においては、会社の評価基準である「何をしなければならなかったのか」と、相談者の貢献度の認識である「何をしたのか」とに、認識の違いが生じています。

営業では高い数字が目標ではなくノルマの場合があります。評価も一方的です。評価を上げるために仕事をしているのに、どう努力したらいい評価になるかはっきりしていない中で結果だけは追求されます。

評価結果をフィードバックしない会社もあります。フィードバックをしないということは、次期の目標設定もはっきりしません。つまり会社の期待がわからないままになります。

「お前の給料を下げるために低い評価をした」と公言した会社もありました。

不透明な評価によるトラブル、評価を利用した降格・降給、異業種への異動、さらに退職勧奨や解雇が増えています。間接的退職勧奨の手段として低い評価が行なわれる場合もあります。

「業績」と時間は正比例しませんが、ノルマをクリアするために長時間労働を「自主的」に行ない、心身ともに疲弊している場合が多くあります。ノルマと時間とストレスは正比例します。

成果主義賃金制度が導入されると、賃金決定は労働組合の集団交渉から、評価をめぐっての個人交渉に移行していきました。労働組合の位置はさらに低下しました。

労働者は、自己の仕事が低いレベルでしか期待されていない時、自己評価と上司の評価の落差が大きい時、ストレスだけでなく混乱に陥ります。そして会社への不信感を増大させます。

成果主義は労働者の職場秩序、団結を破壊した

評価制度は曲者です。職場で「仲間」との人間関係を壊しました。しかし分断支配の中で総合力は発揮されません。総生産性ではデッドロックに乗り上げました。これが富士通の教訓です。しかし会社は生産性を高めるためにがむしゃらに尻を叩きます。

成果主義賃金制度だから会社の人件費枠の制限がないということではありません。誰かの賃金が上がる分、誰かが下がる「パイ」の奪い合いは続きます。実際の「パイ」は小さくなっています。

労働者は常に「評価」が下げられるという「不安の中で挑戦はエンドレス」になっています。周囲はみな「敵」。先輩でも後輩に仕事を教えない。指導しない。見てみぬ振りをする。社員たちは「礼儀とか社会通念、常識、モラルなんて評価の対象にならないし、そんなキレイごとを口にしている暇などなく、オレ自身が生き残ることで精一杯」の状況で仕事をしています。

弱音を吐けない。ため息をつけない。愚痴をいえない。仕事上で知らないこと、不明なことがあっても質問できない雰囲気が蔓延しています。上司に質問して「そんなことも知らないのか」という反応を評価が下がると受け取ってしまいます。「マニュアル」を自己解釈し、問題を発生させています。

職場の人間関係が会社によって壊されています。労働者の職場秩序、団結が破壊されました。「勝ち組」でも「負け組」でも孤立を余儀なくされています。

評価にはルールがある

「評価規定」は就業規則の一部です。労働基準法第九〇条は、「使用者は、就業規則の作成又は変更について、当該事業場に、労働者の過半数で組織する労働組合がある場合においてはその労働組合、労働者の過半数で組織する労働組合がない場合においては労働者の過半数を代表するものの意見を聴かなければならない」と手順を規定しています。

導入や変更には労働組合や従業員代表の同意を添えて労働基準監督署への届け出が義務付けられています。

労働基準法第一五条は、「使用者は、労働契約の締結に際し、労働者に対して賃金、労働時間、その他の労働条件を明示しなければならない」と労働条件の明示を規定しています。

目標設定、フィードバック、評価面談、結果通知等の実施は労使双方の義務です。評価結果の合意が昇給・降給という雇用契約内容の変更に至るからです。

そして「評価規定」は、目標設定・遂行において労使が共通感覚、共通認識を持つために必要な機会を保証しています。その運用に際してはお互いのコミュニケーションが必須となります。

労働者の賃金・雇用条件が評価によって決定されるというなら、労働者にとっては自分の能力を充分に発揮できる環境、条件で働くことを要求する権利が発生してきます。労働基準法第二条一項の「労働条件対等決定の原則」です。

低い評価にどう対抗するか

人事評価において会社は労働者の納得がいく公正な評価の責務を負います。例えば減給においても、生活保障に視点を置いたら許容範囲は限定されます。

その法的根拠は次のようなものです。

民法第一条②は、「権利ノ行使及ヒ義務ノ履行ハ信義ニ従ヒ誠実ニ之ヲ為スコトヲ要ス」と「信義誠実の原則」をうたっています。

労使双方の労働契約の遵守はこの信義誠実の原則です。

民法一条③は「権利ノ濫用ハ之ヲ許サス」と権利濫用の禁止をうたっています。

一方的な評価、無理を承知での異動、生活保障の無視などは権利の濫用です。

民法第九〇条は、「公ノ秩序又ハ善良ノ風俗ニ反スル項目ヲ目的トスル法律行為ハ無効トス」と「公序良俗違反」をうたっています。

不公平な評価や大幅な降給などは公序良俗に違反します。

最近の評価制度においては、わざと不可能な高すぎる目標設定・ノルマを強制し、達成できない結果をもって低い評価をして降給・降格が行なわれています。

評価制度が曖昧だったり、手続き規定が実行されていない場合もあります。

しかし労働者は〝生活のため〟に働いているのであり、つねにその原点に立ち返って反論、主張を組み立てる必要があります。

一方的評価による降給・降格は不利益変更に該当します。

異業種への異動の場合には労働契約法による「使用者の就業環境整備義務」や「使用者の安全配慮義務」（後述）の遵守を要求します。

使用者は労働契約上の義務を負っている

使用者は人事評価の権利（裁量権）がありますが、同時に労働契約上の義務、具体的には次のような義務があります。

労働者には職業的能力を適正に評価される権利があります。会社は、客観的評価基準に基づき、適正な評価を行ない、評価結果とその理由を労働者に開示、説明する義務があります。職業的能力の適正評価義務です。

会社は職業的能力の形成・維持・発現に関する利益を尊重しなければなりません。職業的能力の尊重配慮義務です。その場合に、企業内外における教育訓練機会の付与と参加への配慮を行なわなければなりません。職能開発協力義務です。

さらに今後の能力、キャリアを考えると、いままでの終身雇用制でのローテーションで能力を向上させるというやり方は変わらざるを得ません。

会社は、職業的能力を尊重・配慮した職務配置やキャリア形成にあわせて適性配置をしなければなりません。適正配置義務（適正配置義務については後述）です。労働者は適正配置が行なわれて、いい成果を上げることができます。会社は勝手に本人のキャリアが外れるところに配転することはできません。この場合、労働者は拒否を基本に、抵抗する必要があります。

さらに、配置転換においては、成果主義では労働者はこういう仕事をしたいという職業的能力発現への配慮として就労請求権も尊重されなければなりません。

第四章　社会的問題となったメンタルヘルス・ケア

より安心して働き続けるために

「労働安全衛生法」

労働安全衛生法は、一条で「労働災害の防止のための危害防止基準の確立、責任体制の明確化及び自主的活動の促進のために措置を講ずる等その防止に関する総合的計画的な対策を推進することにより職場における労働者の安全と健康を確保するとともに、快適な職場環境の形成を促進することを目的とする」と謳っています。

三条一項で、「事業者は、単にこの法律で定める労働災害の防止のための最低基準を守るだけでなく、快適な職場環境の実現と労働条件の改善を通じて職場における労働者の安全と健康を確保するようにしなければならない」と責務を課しています。

そして第七章の二　快適な職場環境の形成のための措置は、〈使用者の講ずる措置〉として第七一条の二「事業者は、事業場における安全衛生の向上を図るため、次の措置を継続的かつ計画的に講ずることにより、快適な職場環境を形成するように努めなければならない。

①作業環境を快適な状態に維持管理するための措置
②労働者の従事する作業について、その方法を改善するための措置
③作業に従事することによる労働者の疲労を回復するための施設又は設備の設置又は整備
④第三号に掲げるもののほか、快適な職場環境を形成するため必要な措置」
と謳っています。

使用者は「就業環境整備義務」があり、実情に応じた措置を取らなければなりません。

荒井千暁医師は『職場はなぜ壊れるのか——産業医が見た人間関係の病理——』（ちくま新書）で次のように指摘しています。

「労働者が健康を害さないよう措置を取る『労働衛生の三管理』とは何か。『作業環境管理、作業管理、健康管理』で、これについては順序が大切です。労働組合はこのことをもう一度自覚する必要があります。『作業環境管理、作業管理』を抜きにして『健康管理』はありえません」。

法律、規定がないから「違法ではない」

しかし現在、会社において労働安全衛生法は、片隅に置かれています。職場の安全衛生委員会はほとんど機能していません。

やむを得ず労働者は労災申請や裁判を提起することになりますが、その判断は違法か合法化の判断になります。

しかし労働者の労働安全衛生問題は法律論議の問題なのでしょうか。

精神科医でもある一橋大学大学院の宮地尚子教授は著書『傷を愛せるか』（大月書店刊）に書いています。

「命綱やガードレールなどのほんとうの役割は、実際に転落しそうになった人をそこで引き（押し）とどめることでは、おそらくない。もちろんそういう役割を果たせるように、強度を計算して、材質や形が決められ、つくられているのだろうとは思う。けれど、命綱やガードレールが実際に物理的効力を発揮する機会は少ない。そこにそういうものがあるから大丈夫だと安心することで、平常心を保つことができる。本来の力を発揮し、ものごとを遂行することができる。たいていはそのためにこそ役立っていると思うのだ」。

しかし職場における労働者に対する安全衛生問題はガードレールを乗り越えてもまだ安全だと見過ごされています。例えば長時間労働やノルマなどの過重労働はまさにそのようなものであり、「人間関係」など可視化できないものも多くあります。労働者が危険に晒されていても、なかなか改善に及びません。

使用者の安全配慮義務

「安全配慮義務」の判決

「雇傭契約は、労働者の労務提供と使用者の報酬支払いをその基本内容とする双務有償契約であるが、通常の場合、労働者は、使用者の指定した場所に配置され、使用者の供給する設備、器具等を用いて労務の提供を行なうものであるから、使用者は、右の報酬支払い義務にとどまらず、労働者が労務提供のため設置する場所、設備もしくは器具等を使用し又は使用者の指示のもとに労務を提供する過程において、労働者の生命及び身体等を危険から保護するよう配慮すべき義務（以下「安全配慮義務」という）を負っているものと解するのが相当である」（川義事件、最高裁、昭五九年四月十日判決）。

この判例は現在も生きていて、二〇〇八年三月一日から施行された「労働契約法」に引き継がれました。

危険領域に業務命令

一九五五年秋以降、韓国李承晩《イ・スマン》政府は、日本海の公海上に境界線を引き、その線を越えた日本船は沈没・拿捕すると声明を出しました。いわゆる「李承晩ライン」です。実際に拿捕されたりした事件が起きていました。

一九五六年二月下旬、電電公社所有の長崎港を母港とする海底ケーブル布設船「千代田丸」に、朝鮮海峡の海底ケーブル故障個所の修理命令が出されました。全電通労組本社支部千代田丸分会は、公社と安全保障や外国旅費等の労働条件について交渉を続けましたが前進しません。

そもそも朝鮮海峡の海底ケーブルは電電公社の所有ではありません。さらに修理場所は「李承晩ライン」の内側であり、攻撃を受ける危険性が大きくあります。本部支部は、電電公社の労働者と公社の間には朝鮮海峡の海底ケーブル作業の労働契約はない、契約を結ばないかぎり就労の義務はないと主張して交渉を続けました。

しかし三月五日、公社は団体交渉の途中、警告文を読み上げて席を立ちます。予定では出航は同日の午後五時でした。本社支部は千代田丸分会に「出航に応じるな」と指令。船は停まりました。しかし全電通中央本部は六日、本社支部に「出航に応じるな」の闘争連絡を撤回するよう指令を出します。本社支部は命令に従う判断をして分会に連絡。午後六時、千代田丸は出航しました。

五月四日、電電公社は本社支部役員三人に解雇を発令しました。当初、全電通本部はこの闘争を支持していましたが途中から取りやめます。

解雇撤回闘争は裁判闘争に持ち込まれました。一九五九年四月十一日、「雇用関係が存在する」との判決が出されました。三人は復職。しかし公社は控訴。一九六三年六月、三人は敗訴。三人は上告しました。

使用者と労働契約を結んでいることが労働者と奴隷の違い

原告は最高裁の弁論要旨で主張しました。

「労働者が働かなくてはならないのは、使用者と労働契約を結んでいるからで、その契約にないことは新しい契約をしない限り働かなくてもよい。この点が労働者と奴隷の違いです。契約にないことを無理に働かせ、まして、米軍の権威や日米安保条約を持ち出して危険な海域にひきずり出すのは、労働者に奴隷的拘束を課し、その意に反する苦役を強制することになるのではないか。その意味で、この事件では労働者の憲法上の基本的人権が争われているのです」。

一九六八年十二月二十四日、最高裁は原告勝利の判決を言い渡します。

「かような危険は、労使の双方がいかに万全の配慮をしたとしても、なお避け難い軍事上のものであって、海底線布設船たる千代田丸乗組員のほんらいの予想すべき海上作戦に伴う危険の類いではなく、また、その危険の度合いが必ずしも大でないとしても、なお、労働契約の当事者たる千代田丸乗組員において、その意に反して義務の強制を余儀なくされるものとは断じ難いところである」(『千代田丸事件』今埼暁巳著)

労働者が危険な業務を拒否することを正当と認めました。

このような闘いを経て〝使用者の安全配慮義務〟についての認識が固められていきます。

「使用者の安全配慮義務」の確立

使用者の安全配慮義務の判例が定着するまでにはかなりの時間を要しました。しかしメンタルヘルスケアの対応はまだまだ不充分です。「使用者の安全配慮義務」が判例として定着し、そして「労働契約法」に「就労環境整備義務」が盛り込まれるまでにはどのような経緯があったのでしょうか。

一九六三年、川崎の日本鋼管水江製鉄所でWさんが機械に腕をはさまれて切断、訴訟を提起しました。

裁判でWさんは法的根拠を民法七〇九条の〝不法行為〟ではなく民法一条の権利濫用の禁止の〝債務不履行〟を主張しました。つまり会社には「労働者が、会社の門を入ってから出るまで、企業は労働者を健康で安全に働かせる義務がある」が、会社はWさんの身体、生命を保護する安全保護義務の責任を怠ったと主張しました。最終的には和解が成立しました。

その後、裁判では〝債務不履行〟の主張が拡大していきました（『過労死とのたたかい』新日本新書刊）。

一九七五年二月二十五日、最高裁は、自衛隊八戸車輌整備工場で、自衛隊員が車輌整備中に大型自動車によって轢死した事件で遺族が損害賠償を求めた「工藤事件」で「国が……公務員が国もしくは上司の指示のもとに遂行する公務の管理にあたって、公務員の生命及び健康等を危険から保護するよう配慮すべき義務を負っているものと解すべきである」と判示しました。

使用者の「安全配慮（保護）義務」とそれを怠った場合の〝債務不履行責任〟が判例として初めて確定しました。

一九八四年四月十日、最高裁は、宿直中の従業員が盗賊目的で来訪した元従業員に殺害されたいわゆる「川義事件」で上記の判示をし、会社に損害賠償を命じました。

行政の進める労働安全衛生のモデルは軍隊

精神科医の島悟《しまさとる》医師は雑誌の座談会で次のように語っています。

「行政の進める労働安全衛生のモデルは軍隊なんですね。産業保健スタッフで言えば、産業医は軍医、衛生管理者は衛生兵です。『場の管理』が基本なんです。それぞれの現場で使っている有機溶剤や薬剤など危険物の種類の違いなどに対応するために『場を管理する』という発想。実際のオフィスワークの場合はどこでも同じですよね」。

「場を管理する」とは具体的にどのようなことを言うのでしょうか。

「ジェノサイド（大量殺戮）の恐ろしさは、一時に大量の人間が殺戮されることにあるのではない。『そのなかに、ひとりひとりの死がないということが、私にはおそろしいのだ。人間が被害においてついに自立できず、ただ集団であるにすぎないときは、その死においても自立することなく、集団のままであるだろう。死においてただ数であるとき、それは絶望そのものである』（石原吉郎著『望郷と海』ちくま学芸文庫）。

「総力戦としての戦争は、民衆が戦争に総動員され、その生命が危険に晒され奪われるというばかりでなく、人々をまさに『数』や『モノ』や『原子的存在』へと貶める極限状況を生み出した」（三谷孝編『戦争と民衆　戦争体験を問い直す』旬報社刊）。

「場を管理する」政策は、画一的対応・管理をし、労働者を集団としか見ません。

現在の競争社会においては会社も労働者を「数」や「モノ」や「原子的存在」としか見ていません。労働組合も同じで〝集団の団結〟が目標になります。労働者個人の状況はなかなか問題になりません。使用者にとって〝集団の団結〟を誇示する労働組合はこの上ないパートナーとなります。

過労死やメンタルヘルス対策問題、「判断指針」、「復職の手引き」においても、最近は少しずつ変化はありますが、個人が持つ特性や脆弱性など、可視化できない出来事はあまり判断基準になりません。可視化された労働時間の長短と労務管理が判断基準になっています。

「電通過労自殺訴訟」が流れを変える

「過労死」という言葉が最初に使用されたのは、一九七八年六月に杏林大学の上畑鉄之丞助教授が、急死した労働者の労災認定が増えている実態を学会で報告したときです。職場に職能給が導入され、職場環境としては労働者の横の関係が壊されて縦の関係に組み替えられた後の状況です。オイルショック後、職場環境は悪化していたのです。

その後、過労死問題ではさまざまな取組みがありましたが、大きく転換させたのが「電通過労自殺訴訟」です。

九一年、入社一年半の青年が三日に一回は朝九時から深夜・早朝までの長時間労働を続けた結果、うつ病を罹患して自殺しました。父親は会社から殺されたと実感し訴訟を起こします。社内の労働組合は遺族の支援要請に訴訟を見守るといって支援しませんでした。

訴訟がはじまると匿名の情報が寄せられました。職場では定例の飲み会があり、その席で上司は青年に靴にビールを注いで飲めと命令し、同僚は見て見ぬふりをしていたといいます。

訴訟ではそのことが尋問になりました。上司は事実があったことを認めて証言を続けました。

「酒の席の余興ですよ、どこでもやっていますよ」

「電通以外ではどこでやっていますか」

「……」

一九九六年三月、一審は「常軌を逸した長時間労働が自殺の原因。会社は社員の健康に配慮する義務を尽くしていなかった」と被告の責任を全面的に認めました。社員の自殺に企業の賠償責任を初めて認めたのです。原告は容認額が低いと控訴。被告も控訴しました。

一九九七年九月、控訴審判決。会社側の過失は認めたものの、個人の性格と両親が同居していながら息子の勤務状況を改善する措置をとらなかった、つまり両親の監督不行届もあると判断して賠償額を減額しました。双方が上告。

闘いを前進させたのは遺族

二〇〇〇年三月、最高裁は、「使用者は、その雇用する労働者に従事させる業務を定めてこれを管理するに際し、業務の遂行に伴う疲労や心理的負担等が過度に蓄積して労働者の心身の健康を損なうことがないよう注意する義務を負う」「労働者が労働日に長時間に渡り、業務に従事する状況が継続するなどして、疲労や心理的負担等が過度に蓄積すると、労働者の心身の健康を損なう危険がある」と判示し、「業務の量等を適切に調整するための措置を取ることなく」長時間労働を強いたことが自殺に追いやったと明確に指摘したうえで電通側の上告を棄却、高裁に差し戻しました。

二〇〇〇年六月、提訴から七年半におよぶ父親と弁護士の二人三脚で始まった闘いに電通側が謝罪、遺族側の全面勝利で和解に至りました。

労働省は、電通裁判の一審判決が出たころからメンタルヘルスケアへの取り組みを開始し、一九九九年九月、自殺と精神障害等に係る労災認定についての『心理的負担による精神障害等に係る業務上外の判断指針』を通達します（『判断指針』については後述）。

「労働契約法」に「労働者の安全への配慮」

二〇〇八年三月一日から施行された「労働契約法」は、「労働者の安全への配慮」について、第五条で「使用者は、労働契約に伴い、労働者がその生命、身体等の安全を確保しつつ労働することができるよう、必要な配慮をするものとする」と謳っています。
施行にむけて厚生労働省は二〇〇八年一月二十三日、「労働契約法の施行について」を通達しました。

第二総則（法第一章関係）。

五　労働者の安全への配慮（法第五条関係）。

(1)趣旨

ア　通常の場合、労働者は、使用者の指定された場所に配置され、使用者の供給する設備、器具等を用いて労働に従事するものであることから、判例において、労働契約の内容として具体的に定めずとも、労働契約に伴い信義則上当然に、使用者は、労働者を危険から保護するよう配慮すべき安全配慮義務を負っているものとされているが、これは、民法等の規定で明らかになっていないところである。

このため、法第五条において、使用者は当然に安全配慮義務を負うことを規定したものである。

イ　これについては、次の裁判例が参考となること（別添　略）。

・陸上自衛隊事件（最高裁昭和五〇年二月二十五日第三小法廷判決。最高裁判所民事判例集二九巻二号一四三頁）。

・川義事件（最高裁昭和五九年四月十日第三小法廷判決。最高裁判所民事判例集三八巻六号五五七頁）。

(2)内容

ア　法第五条は、使用者は、労働契約に基づいてその本来の債務として賃金支払義務を負うほか、労働契約に特段の根拠規定がなくても、労働契約上の付随的義務として当然に安全配慮義務を負うことを規定したものであること。

イ　法第五条の「労働契約に伴い」は、労働契約に特段の根拠規定がなくとも、労働契約上の付随的義務として当然に、使用者は安全配慮義務を負うことを明らかにしたものであること。

ウ　法五条の「生命、身体等の安全」には、心身の健康も含まれるものであること。

エ　法五条の「必要な配慮」とは、一律に定まるものではなく、使用者に特定の措置を求めるものではないが、労働者の職種、労務内容、労務提供場所等の具体的な状況に応じて、必要な配慮をすることが求められるものであること。

なお、労働安全衛生法（昭和四七年法律第五七号）をはじめとする労働安全衛生関係法令においては、事業主の講ずべき具体的な措置が規定されているところであり、これらは当然に遵守されなければならないものであること。

ハインリッヒの法則

職場の労働災害は職場環境・人間関係から発生します。

アメリカの技士のハインリッヒは、労働災害の統計を分析した結果から法則を導き出しました。

「一件の重大災害（死亡や重症）が発生した場合、その背景には二九件の軽症事故とともに三〇〇件のヒヤリ・ハット（ヒヤッとすること、ハッとすること）がある。一人の求職者や自殺者がでる環境には、そうなっていた可能性をもつ例が二九人おり、精神をゆさぶられている予備軍が三〇〇人いるということになる」（ハインリッヒの法則）。

「一対二九対三〇〇の法則」とも呼びます。

『日経ビジネス』二〇〇三年一月二十七日号は『社員の病は会社の病』の見出しで特集を組みました。このコピーは的を得ています。しかし主治医や会社の産業医・保健スタッフだけでは「会社の病」まで治療できません。

そしてもっと掘り下げると『会社の病は社会の病』です。そうだとすると会社や政府がもっと真剣に取り組まなければなりません。

労働者の側からのケアとは

『心理的負担による精神障害等に係る業務上外の判断指針』

労働省は「心の健康づくりのための指針」「判断指針」作成にあたりパブリックコメント手続きをとりました。全国労働安全衛生センター連絡会議に参加する団体などが意見を寄せ、少しは現場の声を反映させました。

二〇〇〇年八月九日に労働省が発表した「心の健康づくりのための指針」は「四つのケア」で心の健康づくりをしていくシステム作りを提案しています。

一つ目が、労働者一人ひとりのセルフケアで、事業所、職場の上司は、労働者がそういうセルフケアをしやすい環境作りをすることをいいます。

二つ目が、上司―部下というラインによるケアで、管理監督者による職場の改善や相談対応をいいます。

三つ目が、事業所内にいるスタッフによるケアで、具体的には産業医、衛生管理者、大きな企業だと保健士というような人たちによるケアをいいます。

四つ目が、事業場外資源におけるケアで、専門医療機関や安全衛生機関との連携を求めるケアをいいます。

メンタルヘルスケアが社会的問題になると、労働者は会社に体調不良を告げやすくなりました。ユニオンへの相談者も、かつては重傷者が多かったのですが、症状が軽い段階で来るようになりました。しかし取り組みが積極的な会社と無関心な会社との落差は大きくあります。積極的な会社でも、マニュアル通りのところと独自に取り組んでいるところがあり、成果に差が出ています。

「うちの会社は精神科の医者、外部のカウンセラー等と契約しているのでそこに行かせます」と自信を持って発言する会社や労働組合の発言を聞くと、逆に無責任さを感じざるを得ません。

労働者にとっての四つのケア

罹患者の要望を聞いた、罹患者の立場に立ったケアが必要です。では具体的にはどのようなことなのでしょうか。

本物の「セルフケア」は「オンリーワン」。

……

そうさ僕らは　世界に一つだけの花
一人一人違う種を持つ
その花を咲かせることだけに
一生懸命になればいい
ナンバーワンにならなくてもいい
もっともっと特別なオンリーワン……」

『世界に一つだけの花』作詞作曲　槇原敬之、ビクターエンタテイメント（株）

「会社人間」、会社の言いなりにならない自己を確立することが必要です。そのために労働組合、地域に根ざしたユニオンがあります。会社への片思いから、会社を〝振る〟意識変革ができると客観的視野が開けてきます。これが本物の「セルフケア」。

本物の「ラインによるケア」は「ひとりぼっちじゃない」

仲間と自分の存在、価値をお互いに認め合う関係性を確立する努力をすることが必要です。体調不良者に対する思いやり、権利行使の保証、個性が尊重される職場環境の保証を確保する必要があります。そうするとお互いが安心して働けます。

統合失調症に罹患した労働者は、危険や恐怖を回避するために自ら孤立したり、孤立させられています。彼らの本心は熱烈に仲間探しのラブコールをしています。そこにどうアプローチするかが解決のきっかけになります。

そもそも一人ひとりの労働者の立場は弱いのです。だから仲間を求め、連帯を求めます。そして強くなります。

「前を向いて　歩こう
涙がこぼれたっていいじゃないか
思い出す春の日
ひとりぽっちじゃない夜……」
『上を向いて歩こう』作詞　永六輔、作曲　中村八大の替え歌、EMIミュージックジャパン（株）

こう実感できる職場環境作りが本物の「ラインによるケア」といえます。

本物の「スタッフによるケア」は「一人を救う医者よりも一〇人の予防する職場の仲間」

会社（労働組合の場合も）は、精神疾患の罹患を労働者の個人的問題として捉え、解決を保健スタッフや外部の医者に丸投げします。結果、問題の発生源であった職場環境の改善はおろそかになります。労働組合や労働者の要求を受け入れ、会社を職場環境の改善を要求できる組織、予防する組織に、職場の仲間と一緒に作り変えていかなければなりません。

地域ユニオンは職場外でも「なかま」を実感させる組織でなければなりません。

本物の「事業外資源によるケア」は就業規則、制度、法律制定の改正による保証

「いじめ（パワハラ）ガイドライン」の制定、防止策の法制化を現場の労働者の声を反映させて取り組み、実現させなければなりません。また就業規則に防止規定を盛り込ませることを労働組合は要求していきましょう。

労災認定をされなくても損害賠償裁判では原告が勝訴している事件もたくさん出ています。現在の労災認定基準はハードルが高すぎます。労災認定基準は早急な検討が必要です。

社会問題として大きく運動を盛り上げていかなければなりません。

第五章　精神疾患の労災認定と問題点

労災申請と認定

「判断指針」に基づいて判断

労働者が業務上または通勤途上で負傷、死亡した場合、事業所を管轄する労働基準監督署（以下労基署）に労災申請をします。労基署は審査をし、認定か却下の判断をします。

認定の場合、療養補償給付、休業補償給付、遺族補償給付など七種類の保険給付が行なわれます。しかしこれらは会社の負担ではありません。

会社は、労働者が労災申請をしても、なかなか事由を認めようとしません。使用者の安全配慮義務を欠いたことを認めることになるとか、そのことを踏まえて損害賠償訴訟に至ることも想定するからです。

労基署は「判断指針」に基づいて判断します（資料参照）。

労働者は、事案を「判断指針」の「判断基準」に適応させて申請していきます。基準はわかりにくいので、経験豊かな人や団体のサポートを受けながら進めることがのぞまれます。

「判断指針」の内容

現在、精神疾患に対する労災申請・認定は、一九九九年九月十一日付で労働省が通達した『心理的負担による精神障害等に係る業務上外の判断指針』によって判断されます。「具体的出来事」⇩「平均的な心理的負荷の強度」⇩「心理的負荷の強度を修正する視点」⇩「出来事に伴う変化等を検討する視点」で総合判断していきます。

「指針」は、業務上外の判断要件として「⑴対象疾病に該当する精神障害を発症していること。⑵対象疾病の発病前おおむね六カ月の間に、客観的に該当精神障害を発病させるおそれのある業務による強い心理的負荷が認められること。⑶業務以外の心理的負荷及び固体側要因により当該精神障害を発病したことは認められないこと」を上げています。対象疾病とは、国際的な疾病分類である「ICD―10」を指します。評価方法は「職場における心理的負荷評価表」に添って行なわれます。

「評価表」には「出来事の類型」が七項目、その項目についてそれぞれ「具体的出来事」があげられて「⑴平均的な心理的負荷の強度」が「I」「II」「III」で表されています。「心理的負荷の強度」が「III」と判断された場合に業務上と認定されます。

「具体的出来事」は「大きな病気やケガをした」「退職を強要された」などは心理的負荷の強度「III」に、「ノルマが達成できなかった」「勤務・拘束時間が長時間化した」「仕事上の差別、不利益をうけた」「配置転換があった」などは「II」になっています。

次に「⑵心理的負荷の強度を修正する視点」として「修正する際の着眼事項」が記載されています。

さらに「(3)出来事に伴う変化等を検討する視点」として「出来事に伴う問題、変化への対処等」として「仕事の量（労働時間等）の変化」「仕事の質・責任の変化」など六項目があげられています。「フローチャート」が添付されていて、それに添って判断が行なわれます。

「指針」が新たな判断基準となると労災申請件数は増大しました。しかし実際に体調不良に陥った労働者から見ると申請・認定とも少なく、当初は認定件数が二桁の状況が続きました。

「指針」は、基本的には「具体的出来事」の心理的負荷強度を個別にしか判断しません。しかし実際多くの出来事は連鎖しています。例えば、成果主義賃金制度の導入においては、「ノルマが達成できなかった」ことが「勤務・拘束時間が長時間化した」を導き「退職を強要される」につながります。

「判断指針」の限界を指摘

二〇〇三年七月八日、名古屋高裁はトヨタ自動車過労死事件おいて、「判断指針」について次のように判示しました。

「判断指針は、各分野の専門家による専門検討委員会報告に基づき、医学的見地に沿って作成されたもので、一定の合理性があることが認められるものの、あてはめや評価に当たっては幅のある判断を加えて行なうものであるところ、当該労働者が置かれた具体的な立場や状況等を十分にしんしゃくして適正に心理的不可の強度を評価するに足りるだけの明確な基準となっているとするには、いまだ十分とはいえず、うつ病の業務起因性が争われている訴訟において、判断指針の基準のみを持って判断するのが相当であるとまではいえない」

行政が何らかの判断をする場合には基準が必要です。「判断指針」は労災認定に際しての基準ですが、長時間労働という場合も、月一二〇時間を超えなければ認定になりにくいなど、労働者にとってはハードルが高く、実情に則していません。

二〇〇六年五月十七日、中部電力での「いじめ」によってうつ病に罹患して自殺した事件について名古屋地裁は上記の判示を踏まえてさらに次のように判示しました。

「また、相当因果関係の判断基準である、社会通念上、当該精神疾患を発症させる一定以上の危険性の有無については、同種労働者（職種、職場における地位や年齢、経験等が類似する者で、業務の軽減措置を受けることなく日常業務を遂行できる健康状態にある者）のなかでその性格傾向が最もぜい弱である者（ただし、同種労働者の性格傾向の多様さとして通常想定される範囲内の者）を基準とするのが相当である」

「判断指針」の「平均的な心理的負荷の強度」の捉えかたに疑問が投じられたのです。つまり、「平均的な心理的負荷強度」は、労働者からのアンケート結果として数値化されていますが、個体としての労働者の状況は無視して判断されることが多くあります。

二〇〇七年十月三十一日、名古屋高裁判決はこの判示箇所を支持しました。

「いじめ」の認定基準が少し緩和

この判決を踏まえ、厚生労働省は二〇〇八年二月六日、「上司の『いじめ』による精神障害等の業務上外の認定について」を通達しました。

これまで「セクシャルハラスメント」（後述）同様、「心的負荷の強度」が評価において統一が図られない事例が見られたので取扱いの適正をはかるものだといいます。

上司の「いじめ」の「心理的負荷の強度」については、「『いじめ』の内容・程度が業務指導の範囲を逸脱し、被災労働者の人格や人間性を否定するような言動（以下「ひどいいじめ」という）と認められる場合は、心理的負荷の強度が『Ⅲ』に該当するものである」など強度の判断基準が緩和されるなど改善された部分もあります。

しかし上司の「いじめ」以外では、「いじめ」は継続的に行なわれているということは認識しながらも、例えば、心理的負荷の強度が「Ⅱ」に該当することが複数ある場合でも直ちに「Ⅲ」に変更することにはならないという判断基準になるなど、まだまだ問題点も多く残っています。

改正「指針」は前進

「指針」は二〇〇九年四月六日から一部改訂されました。

その経緯は、「指針」通達後「労働環境の急激な変化等により、業務の集中化による心理的負荷、職場でのひどいいじめによる心理的負荷など、新たな心理的負荷が生ずる出来事が確認され、評価表による具体的出来事への当てはめが困難な事案が少なからず見受けられる」ようになったためといいます。

改訂に際しては「見直し等に関する検討会」が設置されて論議されました。そこでは「指針の考え方」についての評価も行なわれましたが、「妥当」という結論のもとに従来の「心理的負荷評価表」の「具体的出来事」に一二項目が追加されました。例えば「違法行為を強要された」「達成困難なノルマが課せられた」「同一事業場内での所属部署が統廃合された」「ひどい嫌がらせ、いじめ、又は暴行を受けた」などです。

総合評価に際しては、仕事の量、質、責任の変化や職場の物的・人的環境の変化について、従来の「出来事に伴なう変化等を検討する視点」が「出来事後の状況が維持する程度を検討する視点」に改正し、「事後」が強調されました。しかし、外部の人にとっては、わかりにくいものです。

全体としては、小さいながらも前進したといえます。しかしもっと認定基準を明らかにし、なおかつ基準を緩和し、労働者が活用しやすい制度に改正すべきです。

長時間労働以外でも労災認定

厚生労働省は毎年六月に「脳・心臓疾患及び精神障害等に係る労災補償情況について」を発表します。少しずつ発表内容が詳しくなっています。

二〇〇九年は、請求件数は一一三六件と前年度比プラス二〇九件となりましたが、支給決定件数は二三四件でマイナス三五件となっています。

業種別支給決定件数では、製造業四三件、次いで卸売・小売三六件となっています。それぞれ昨年から減少しています。職種別では、専門職・技術的職業従事者六五件、生産工程・労務作業者四四件、事務従事者四〇件の順になっています。

年齢別支給決定件数では、三十代が七五件、四十代が五七件、二十代が五五件の順になっています。

二〇〇七年度（平成一九年度）から、一カ月平均の時間外労働時間別での支給決定件数が発表されました。二〇〇九年度の支給決定件数は、八〇時間未満でも三五件（内二〇時間未満は一六件）が認定になっています。ただしその他の区分が一二三件となっていて実態掌握が難しくなっています。二〇〇八年度は一〇三件（内二〇時間未満は六九件でダントツ）でした。二〇〇七年度も二〇時間未満が七二件でダントツでした。

以前は、月当たりの時間外労働一〇〇時間が認定の基準のように言われていましたが、最近は長時間労働以外にも発症原因が認められつつあります。厚労省は、せっかく時間別の認定件数を発表するなら、申請件数も発表すると比率を含めてもっと状況掌握ができます。

使い勝手の悪さの改善を

二〇〇九年度から労災申請時の「判断基準」の「具体的出来事」の支給決定件数が発表されました。トップは「仕事内容・仕事量の大きな変化を生じさせる出来事があった」五五件で、「悲惨な事故や災害の体験（目撃）をした」三七件、「勤務・拘束時間が長時間化する出来事が生じた」二五件、「重度の病気やケガをした」「ひどい嫌がらせ、いじめ、又は暴行を受けた」それぞれ一六件と続いています。その内の自殺者件数は「仕事内容・仕事量の大きな変化を生じさせる出来事があった」二三件、「勤務・拘束時間が長時間化する出来事が生じた」一三件となっています。

そこからは労働時間以外にもさまざまな問題が発生していることが窺えます。製造業の事業再編のなかで、異業種などへの人事異動が行なわれ、不慣れな中での心的・肉体的負荷が増大したと想定されます。幅広い意味での「いじめ」問題などが影響していると思われます。

二〇〇八年度分から、就業形態別支給決定件数が発表になりました。

正規職員・従業員が二〇七件になっています。この状況は、非正規労働者にとって、労災申請制度は認定までの経済的事情などの問題があり活用しにくいということを物語っています。

それにしても、精神的体調不良者が増大していることが社会問題になっていますが、請求件数が始めて一〇〇〇件を超えたというのは現在の労災申請制度が労働者にとって「使い勝手が悪い」ということの証です。実際に労災申請は手続開始から決定までに要する時間的負担が大きく、そのため諦めて労災申請に至らないケースもたくさんあります。

長期化する原因の一つに、この間、行政改革の名のもとに進められた労働行政機関の人員削減があります。

兵士の降格判断は精神科医ではなく陸軍

それにしても認定数は労働者の置かれている実態と比べるとあまりにも少なすぎます。

イギリスの精神科医R・D・レインは朝鮮戦争の時の体験を『レイン　わが半生』（岩波現代文庫）に書いています。

「私の仕事の一部は、陸軍が必要としない兵士たちを精神病だという理由で陸軍から『降職』させることだった。そもそもそういう兵士たちはまず患者であるということで自動的に『降格』されていた。だが、八項目から成る基準に基づいて一体どの程度までダウングレイドさせればよいのか。……診断とグレイドづけは、どの患者にも並たいていでない影響を及ぼした。……

私に判断できる限りでは、経済的にも影響を及ぼすこのような臨床資格の格付けの基準設定に関する方針は、陸軍の医療部門の外から発していた。その実態は私には永久に分るまい。誰と誰を原隊に復帰させ、誰と誰を除隊させたらよいのか。ある月は一〇%の人を復帰させ、九〇%の人を除隊させたかと思うと、翌月には一〇%を除隊させ、九〇%を留任させた。陸軍がどの程度まで人員を切り詰めるかという決定は陸軍当局次第だった」

イギリス陸軍における兵士の降格の判断は、精神科医が兵士を診断する健康状態によるのではなく、陸軍の人数合わせ・体制維持から逆算されていたのです。

日本における精神障害等の労災認定数が少ないのも実態からではなく、厚生労働省の政策によるところもあるのではないかと思わざるを得ません。

ストレスの要因は相乗的に作用している

労災申請とは別に民事訴訟でも使用者の責任を追及できます。その場合、使用者の責任認定方法は「指針」とは違います。

精神科医で労働者の労災問題に詳しく、裁判所への意見書も多く提出している天笠崇医師は、著書『成果主義とメンタルヘルス』（新日本出版社刊）のなかで、国際的に採用されている労働者のストレス調査方法をいくつか紹介しています。調査方法で共通することは、ストレスの要因は相乗的に作用しているという認識に立っているということです。

日本でも職場のストレスを調査する時、「職業性ストレス簡易調査票」が活用されています。この調査は「ＪＤＣモデル」に沿って作成されました。ＪＤＣモデルとは、調査・分析の結果、体調不良に陥る大きな要因となっている、仕事の要求（Job demand）、裁量性（Control）、職場の支援（Suport）の頭文字をとったものです。これらの要因が相乗的に作用しているとして結果が出されます。

「たとえば、高要求度、低裁量度、低支援度、高ＥＲＩ（努力報酬不均衡）等の労働に従事している男性労働者は、これまで紹介してきた研究結果から、一〇倍もうつ病にかかりやすくなることが推定されます。その上、長期的なハラスメントも受けているとしたら、さらに四・八一を掛けることになり、うつ病にかからない方がオカシイくらいに思えてきませんか」（『成果主義とメンタルヘルス』）。

「判断指針」による「総合的判断」の運用も、まだまだ改善の余地があります。

「判断指針」の考え方は、アメリカの心理学者ホームズとラー（Holmes & Rahe. 一九六七）が提唱した「ストレス・ライフイベント法」を基礎にしています。

「ストレス・ライフイベント法」とは、「人間はいつ、どういう時にどのくらいのストレスを感じるのか」という「ストレスの規模」を配偶者の死を一〇〇として数値化し、その他のストレスを感じる度合いを四三項目の表にしました。

たとえば、「解雇される　四七」「配置転換、転勤　三六」「仕事上での不適応　三九」「仕事上の責

任の変化　二九」などです。過去六カ月以内に起きた出来事に○をつけ、その合計点が二〇〇点を超えると、その時点から六カ月以内に、うつ病などのメンタルヘルス不全に陥る確率が八〇％になるといわれています。

しかし「判断指針」は項目を「出来事」として取り上げましたが、判定に際しては出来事を加点するという方法はとっていません。「ストレス・ライフイベント法」を基礎にしているといいながら似て非なるものに変更されました。

セクハラ被害の相談にどう対応するか

「セクシャルハラスメント」の評価は事後の対応も対象

二〇〇五年十二月一日、「セクシャルハラスメントによる精神障害等の業務上外の認定について」の通達が出されました。

「指針」における「出来事の類型」の「具体的出来事」で「セクシャルハラスメントを受けた」の「平均的な心理的負荷の強度」は「Ⅱ」となっていましたが、捉えかた、強度の評価において統一が図られない事例が見られたので取扱いの適正をはかるためだといいます。

「職場の上司、同僚、部下、取引先等との通常の人間関係から生じる通例程度のストレスは出来事として評価すべきでないが、セクシャルハラスメントなど特に社会的にみて非難されるような場合には、原則として業務に関連する出来事として評価すべきであるとの『精神障害等の労災認定に係る専門検討会』報告に基づくものである」ということです。

具体的評価においては、「出来事に伴う問題、変化への対処等」の項目のなかにおいて「具体的には、『セクシャルハラスメント』防止に関する対応方針の明確化、及びその周知・啓発、相談・苦情への対応、『セクシャルハラスメント』が生じた場合における事後の迅速かつ適切な対応等に着眼し、会社の講じた対処・配慮の具体的内容、実施時期等、さらには職場の人的関係の変化、その他出来事に派生する変化について、十分検討の上、心理的負荷の強度を評価する必要がある」としました。

厚労省が「セクハラ指針」を告示

二〇〇七年、厚生労働省は「事業主が職場における性的な言動に起因する問題に関して、雇用管理上講ずべき措置についての指針」を告示しました。

その中で、「職場におけるセクシャルハラスメントには、職場において行われる性的な言動に対する労働者の対応により当該労働者がその労働条件につき不利益を受けるもの（以下「対価型セクシャルハラスメント」という）と、当該性的な言動により労働者の就業環境が害されるもの（以下「環境型セクシャルハラスメント」という）がある。」とし、「『性的な言動』とは、性的な内容の発言及び性的な行動を指し」と規定し、さらに「『対価型セクシャルハラスメント』とは、職場において行われる労働者の意に反する性的な言動に対する労働者の対応により、当該労働者が解雇、降格、減給等の不利益を受けること」、「『環境型セクシャルハラスメント』とは職場において行われる労働者の意に反する性的な言動により労働者の就業環境が不快なものとなったため、能力の発揮に重大な悪影響が生じる等当該労働者が就業する上で看過できない程度の支障が生じること」と説明を加えています。

「男女雇用機会均等法」で事業主に雇用管理上の配慮を義務づけ

セクシャルハラスメントについては、二〇〇七年四月一日付で改正された「男女雇用機会均等法」に事業主に対して防止のための雇用管理上の配慮を義務づけました。

（職場における性的な言動に起因する問題に関する雇用管理上の措置）として

第一一条　事業主は、職場において行われる性的な言動に対するその雇用する労働者の対応により当該労働者がその労働条件につき不利益を受け、又は当該性的な言動により当該労働者の就業環境が害されることのないよう雇用管理上必要な措置を講じなければならない。

二　厚生労働大臣は、前項の規定に基づき事業主が講ずべき措置に関して、その適切かつ有効な実施を図るために必要な指針を定めるものとする。

とあります。

セクハラ相談者は被害者

セクシャルハラスメントの相談はどのように対応したらいいでしょうか。

厚生労働省の「指針」には事業主の具体的対応方法が載っています。

セクシャルハラスメントは人格権の侵害であり、生命・身体を危険に曝す行為です。相談者は「被害者」です。

事業主に期待できない、社内の労働組合も期待できないと不信感を抱きながら個人的に相談に来ます。対人恐怖症になっている相談者が不安と不信のなかで辿り着いていることを自覚しなければなりません。

相談者にとっては、できれば言いたくない、周囲の者に知られたくない問題を抱えています。事実関係を言葉にできない精神的ダメージを受けている場合もあります。事実関係の記憶が寸断されていることもあります。

相談を受ける側は、できれば同姓が対応します。相談者が話しやすい、相談しやすい環境を整えなければなりません。事案の内容を簡単に判断することは危険です。深刻な問題が潜んでいる場合もあります。あくまでもプライバシーの保護に配慮しながら慎重に対処していかなければなりません。情報が漏洩したりした場合、相談者は二重に被害を受ける危険性が発生します。

相談者が精神的にダメージを受けている場合は、相談者がどのような解決を望んでいるかを聞き、どのような手順で解決に向かうかを検討します。

恐怖と不安の中から具体的安全性として、休暇、休職などを含めて対応を検討します。出社拒否症になっている場合もあります。

会社や加害者との交渉は相談者の同意を得た上で行なわなければならないのは言うまでもありません。相談者が交渉を望まない場合もあります。

会社や加害者は、交渉において事実関係を全否定してくる場合が多々あります。そのようなことに対応するために、事実関係や状況を記録するなど事前に証拠を作成しておく必要があります。

心的後遺症、重いうつ症状、ＰＴＳＤ（ＰＴＳＤについては後述）の場合には、体調、時間的余裕を含めて対策を検討する必要があります。

会社との交渉に際しては、「指針」とともに、使用者の安全配慮義務、就業環境整備義務の視点から協議します。

労働者と自殺者問題

地方の製造工業地帯で多発

二〇〇八年九月十四日にＮＰＯ法人自殺対策支援センター「ライフリンク」が主催して開催された第四回「ＷＨＯ世界自殺予防デー」シンポジウムで『自殺実態白書二〇〇八』の分析とその中から見えてきたものについて報告がありました。

『白書』は全国の警察署ごとの自殺者数を分析しています。そのなかの被雇用者の多い警察署をリストアップすると（警察署の規模、人口数が違うことなどを踏まえなければなりませんが）、一位が愛知・豊田、二位が山梨・富士吉田、三位が福岡・筑紫野……の順になっています。

このことについて首都大学東京の宮台真司教授が報告しました。特徴として①工業地帯（隣接）が多い、②地方都市が多い、③製造業が多いなどが挙げられました。そしてそこの製造業の特徴は①国際的競争から長時間労働が多い、②二四時間交代の深夜労働がある、③誘致してもらったという地域性が労働法規を守りにくくしている、④非正規労働者（特に派遣労働者）が多い、⑤成果主義・ノルマに負われている、ということでした。
この地域性は、地域ごとの精神障害等の労災申請数にも裏づけられています。労災申請の業種ごとの分析で製造業がトップになっているのは前述のとおりです。

自殺は「危機要因」が連鎖して起こる

シンポジウムを主催した「ライフリンク」は、三〇五人の亡くなられた方について、その遺族の方々から、どうやって自殺したのか、自殺に追い込まれていったのかの聞き取りをしました。その中から、ある一定の規則性が見えてきた「実態調査」を報告しました。
一人の自殺の背景には平均四つの「危機要因」がありました。自殺は、ある要因が発生し、それがまた別の要因を引き起こし、要因が連鎖して起きています。自殺は言わばプロセスで起きているのです。そのプロセスを「危機経路」と呼びます。

例えば、被雇用者の事例としては
（「↓」は連鎖を、「＋」は問題が新たに加わってきたことを示す）
【被雇用者】
①配置転換↓過労＋職場の人間関係↓うつ病↓自殺
②昇進↓過労↓仕事の失敗↓職場の人間関係↓自殺
③職場のいじめ↓うつ病↓自殺

【自営業】
①事業不振→生活苦→多重債務→鬱病→自殺
②介護疲れ→事業不振→過労→身体疾患＋うつ病→自殺
③失業→再就職失敗→やむを得ず自ら起業→事業不振→多重債務→生活苦→自殺

【無職者（就労経験あり）】
①身体疾患→休職→失業→生活苦→多重債務→うつ病→自殺
②連帯保証債務→倒産→離婚の悩み＋将来生活への不安→自殺
③犯罪被害（性的暴力）→精神疾患→失業＋失恋→自殺

【無職者（就労経験なし）】
①子育ての悩み→夫婦間の不和→うつ病→自殺
②ＤＶ→うつ病＋離婚の悩み→生活苦→多重債務→自殺
③身体疾患＋家族の死→将来生活への不安→自殺

【学生】
①いじめ→学業不振＋学内の人間関係（教師と）→進路の悩み→自殺
②親子間の不和→ひきこもり→うつ病→将来生活への不安→自殺

などが挙げられています。

この連鎖を断ち切ることが自殺対策になります。

自殺は要因が連鎖している

自殺の背景には六六要因が認められました。その中で多かった一〇要因をピックアップすると一〇要因が全体の七割を占めます。自殺の一〇大要因といえます。

自殺の要因の連鎖には一定の規則性が見られます。一〇大要因がそれぞれ平均すると危機経路の何番目だったかというのを数値で示すと自殺の数値（連鎖の順位）は五・〇です。

過労や事業不振、職場環境の変化は、危機経路の出発点になりやすいようです。次に連鎖して引き起こされやすい要因が、身体疾患、職場の人間関係、失業、借金など。さらに連鎖が深刻化したときに起きてくるのが、家族の不和、生活苦、うつ病。連鎖が悪化する中でこうした要因は起きます。

よく自殺対策として、うつ病対策が強調されます。うつ病の数値（連鎖の順位）は三・九。うつ病は自殺の一歩手前にある要因ですが、体調不良になる前に平均すると三つぐらいの要因が連鎖し深刻化した結果でもあります。うつ病に罹患しないように、連鎖を悪化させないように、手前の段階でくい止める対策が必要です。

この報告からも精神疾患の罹患は労働者の個人的問題ではなく、職場環境の問題として捉えなおすべきことは明らかです。会社との交渉においてはその改善へと向かうものでなければなりません。

労災申請における「指針」による判断は、総合的判断と言いながらも要因である「具体的出来事」

危機の進行度
～危機複合度を基準にして～

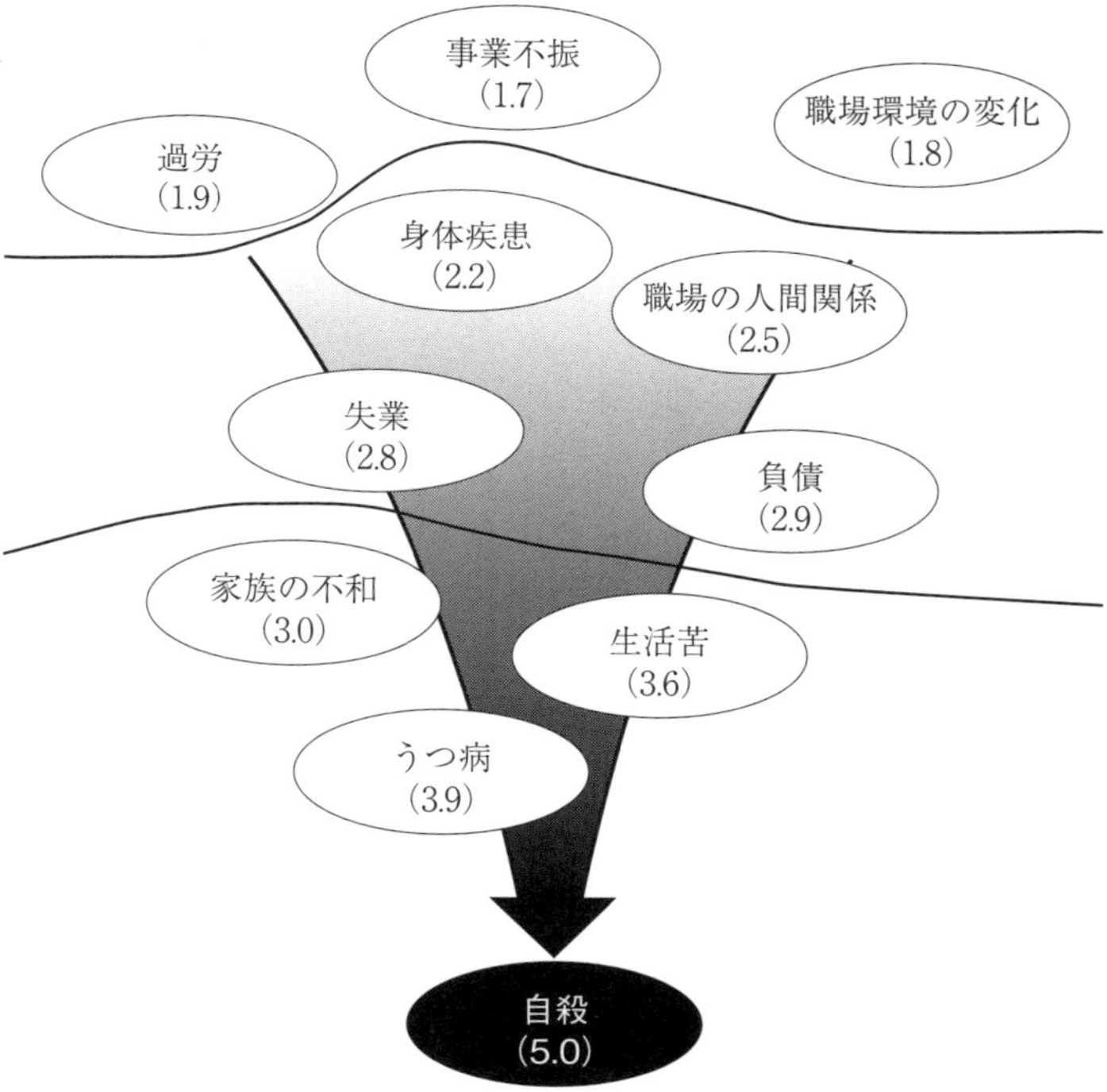

の連鎖、しかも「平均的な心理的負荷の強度」の深刻化についてはまだまだ考慮されているとはいえません。
　このような観点を取り入れた労災認定の判断基準の改訂が急がれなければなりません。

第六章　職場復帰を成功させるには

労働者の職場復帰

「労働者の職場復帰支援の手引き」

二〇〇四年十月一四日付で厚生労働省は「心の健康問題により休業した労働者の職場復帰支援の手引きについて」を発表しました。事業主が、休職に至った社員のなかの「医学的に業務に復帰するのに問題がない程度に回復した労働者を対象」（改訂「手引き」では第三ステップに至った労働者）にして復職にむけて取り組むための「手引き」です。

「手引き」の考え方は、二〇〇〇年八月に厚生労働省が通達した「事業場における労働者の心の健康づくりのための指針」を引き継いでます。

事業主は、「手引き」を参考にしながら、事業所の衛生委員会で調査審議をし、産業医の助言を受けながら個々の事業場の実態に即した「事業場職場復帰支援プログラム」を策定し、組織的かつ計画的に行なわれるよう積極的に取り組むことになります。

「手引き」でのキーパーソンは管理監督者

職場復帰支援の流れは、休業開始から職場復帰後のフォローまで五段階のステップがあります。

第一ステップは、病気休業開始及び休業中のケア。

第二ステップは、主治医による職場復帰可能の判断。

第三ステップは、職場復帰の可否の判断及び職場復帰支援プランの作成。

第四ステップは、最終的な職場復帰の決定。

第五ステップは、職場復帰後のフォローアップ。

各ステップを進めていくキーパーソンは人事・労務スタッフと連携をとっている管理監督者。管理監督者とは直属の上司を想定しています。

事業主は、職場復帰が可能の判断に至ったら「事業場職場復帰支援プログラム」に基づいて、休職者を個別にどうフォローするかを検討した「職場復帰支援プラン」を策定します。

個々のプランは不確定要素が多いので随時それを見直していくことも必要です。

「手引き」にも「フォローアップのための面談においては、……労働者及び職場の状況につき労働者本人及び管理監督者から話を聞き、適宜職場復帰支援プランの評価や見直しを行っていく」と記載されています。

実際に事業主が職場復帰の決定をする時は、産業医が書式にのっとって作成する「職場復帰に関する意見書」をもとに関係者間で内容を確認しながら手続きを進めます。そのときにも管理監督者から

職場復帰支援の流れ

本手引きによる職場復帰支援の流れは、病気休業開始から職場復帰後のフォローアップまでの次の５つのステップからなっている。（図参照）

<第１ステップ>
病気休業開始及び休業中のケアの段階であり、「労働者からの診断書（病気休業診断書）の提出」、「管理監督者、事業場内産業保健スタッフ等によるケア」で構成される。

<第２ステップ>
主治医による職場復帰可能の判断の段階であり、「労働者からの職場復帰の意思表示及び職場復帰可能の診断書の提出」で構成される。

<第３ステップ>
職場復帰の可否の判断及び職場復帰支援プランの作成の段階であり、「情報の収集と評価」、「職場復帰の可否についての判断」、「職場復帰支援プランの作成」で構成される。

<第４ステップ>
最終的な職場復帰の決定の段階であり、「労働者の状態の最終確認」、「就業上の措置等に関する意見書の作成」、「事業者による最終的な職場復帰の決定」、「その他」で構成される。

<第５ステップ>
職場復帰後のフォローアップの段階であり、「症状の再燃・再発、新しい問題の発生等の有無の確認」、「勤務状況及び業務遂行能力の評価」、「職場復帰支援プランの実施状況の確認」、「治療状況の確認」、「職場復帰支援プランの評価と見直し」で構成される。

職場復帰支援の流れ

＜第１ステップ＞病気休業開始及び休業中のケア

イ　労働者からの診断書（病気休業診断書）の提出
ロ　管理監督者、事業場内産業保健スタッフ等によるケア

↓

＜第２ステップ＞主治医による職場復帰可能の判断

労働者からの職場復帰の意志表示及び職場復帰可能の診断書の提出

↓

＜第３ステップ＞職場復帰の可否の判断及び職場復帰支援プランの作成

イ　情報の収集と評価
（イ）　労働者の職場復帰に対する意思の確認
（ロ）　産業医等による主治医からの意見収集
（ハ）　労働者の状態等の評価
（ニ）　職場環境の評価
（ホ）　その他
ロ　職場復帰の可否についての判断
ハ　職場復帰支援プランの作成
（イ）　職場復帰日
（ロ）　管理監督者による業務上の配慮
（ハ）　人事労務管理上の対応
（ニ）　産業医等による医学的見地からみた意見
（ホ）　フォローアップ
（へ）その他

↓

＜第４ステップ＞最終的な職場復帰の決定

イ　労働者の状態の最終確認
ロ　就業上の措置等に関する意見書の作成
ハ　事業者による最終的な職場復帰の決定
ニ　その他

↓

職場復帰

↓

＜第５ステップ＞職場復帰後のフォローアップ

イ　症状の再燃･再発、新しい問題の発生等の有無の確認
ロ　勤務状況及び業務遂行能力の評価
ハ　職場復帰支援プランの実施状況の確認
ニ　治療状況の確認
ホ　職場復帰支援プランの評価と見直し

職場の状況について確認をして決定をしていきます。

産業医とは

フォローする専門家として産業医の役割がクローズアップされています。職場復帰支援のすべてのプロセスで、管理監督者や人事担当者を支援していくことになっています。産業医と主治医との連携（当事者の同意を前提に）も重要視されています。主治医と産業医は「守備範囲」が違います。

また産業医の現状を見る時、専門が精神科でない実態が多くあります。

産業医は、労働安全衛生法に基づき、労働者の健康管理等を行なうのに必要な医学に関する知識について一定の要件を備えている医師で事業者が選任します。

産業医は社内において管理部門に位置づけられ、保健センター等に所属する臨床医とは任務が違います。

一般的には産業保健に関しては「五つの管理」の職務が挙げられています。

①職場巡視や職場衛生診断、労働衛生管理体制の整備、健康保持増進対策の策定などの「総合管理」

②健康診断および事後措置、栄養管理などの「健康管理」

③有害作業の管理、労働条件の管理などの「作業管理」

④有害化学資源の管理、作業環境の改善などの「作業環境管理」

⑤労働衛生教育、健康教育などの「労働衛生教育」

産業医は、復職に際しての判断において個人の身体的状況だけでなく「使用者の安全配慮義務」を含めた社内の受け入れ体制も検討します。

しかし、産業医は身分が不安定な状況に置かれているので、実際の決定権がない、多忙のため実際の現場の状況を掌握していない、労働法や就業規則に周知していないということが多いのです。そのためどのような部署なら受け入れが可能かとか、どのような勤務体制が必要かという検討をしない（できない）で、人事部のいいなりになっていると見受けられる状況があり、産業医に対する不満を聞くことがあります。

改訂「手引き」は前進

二〇〇九年三月二十三日付で厚生労働省は、四年間の実践を踏まえて「手引き」の改訂を行ないました。改訂「手引き」は前進したものになっています。

例えば、職場復帰支援プランの作成においては「本人の希望のみによって職場復帰支援プランを決定することが円滑な職場復帰につながらないことに留意し、主治医の判断等に対する産業医等の医学的な意見を踏まえたうえで、総合的に判断して決定するよう気をつける必要がある」という内容が盛り込まれました。

管理監督者、同僚等への配慮等では「職場復帰する労働者への配慮や支援を行なう管理監督者や同僚等に、過度の負担がかかることがないように配慮することが望ましい」とあります。実際、「手引き」では管理監督者の役割は大きいが、復職者をバックアップしたり、情報や知識を持ってキーパーソンになって役割を果たす余裕が保障されているか、というと多くの場合そうではありません。会社としての配慮が必要です。

職場復帰可否の判断基準では、「職場復帰可否について定型的な判断基準を示すことは困難であり、個々のケースに応じて総合的な判断を行わなければならない」という内容も盛り込まれました。

会社は「プライバシーの保護」を口実に問題を隠す

「手引き」は、二〇〇五年に施行された「個人情報保護法」に基づいて「プライバシーの保護」を喚起しています。

労働者の健康情報等はプライバシーで、当然保護されなければなりません。周囲の「気づき情報」の提供も慎重な取り扱いが必要と言っています。

一方、労働者が同僚の健康状態に気を配るのは当然のこと、自然のことです。回復に向けての助言や協力も必要です。

しかし労働者は体調不良でも同僚に迷惑をかけると捉えていたり、ライバルに競争で負ける、排除されると捉えて無理をしたりします。

これらのこととの捉え方は、実際には難しい状況があります。

会社は、社員の体調不良をプライバシーの保護を口実に個人の問題に押し留めて本質的問題を隠します。そのことが同僚や労働組合が会社全体の問題、職場環境の問題として取り組むことを阻み、改善要求することを難しくしています。同じ理由で労働組合がメンタルヘルスケアに取り組まない口実にもなっています。

しかしやはり『社員の病は会社の病』『会社の病は社会の病』です（「中級編」の「安全配慮義務違反」参照）。その視点からの取り組みが必要です。

「ゆっくり休んでください」は要注意

主治医や産業医の診断を受けて休養が必要だという判断が出たとき、会社は「どうぞゆっくり身体を休めてください」とやさしい口調で対応します。

しかし〝やさしい言葉〟でない場合もあります。

現在の会社の就業規則は病気休暇制度を謳っていますが、安心して休養させるためにだけ活用されてはいません。傷病手当を受給させて傷病休暇を満了まで取得させ、それが過ぎることを待って就業規則を盾に通常解雇や退職を目論む会社もあります。

傷病手当は健康保険組合の負担で、会社負担ではありません。

病気休暇が長くない場合の例で、主治医が復職可能という診断書を書いても、会社は「あなたは復職はまだ無理です、ゆっくり休んでください」と言いながら就業規則による休職満了の退職を目論んできたこともあります。「退職しても傷病手当は続きます」と。

ユニオンは病気休暇制度が短くて、その期間内に復職が出来ない場合は、「いま退職をさせたら不安が増して体調がさらに悪化する」「『判断指針』にも『退職を強要された』は『心理的負荷の強度』が「Ⅲ」とある」と主張し、解雇を「保留」することを要求します。「復職か解雇かは体調が回復したら改めて協議することにしましょう」と。

難色を示したら「就業規則をそのまま適用することしかしないのなら、人事部なんていらない。就業規則を柔軟に運用するためにこそ人事部はある！」と言い返します。

休職者から寄せられる会社から何の連絡もないという苦情や、逆に会社からの連絡は迷惑だという苦情もあります。これらのことは休職に入る段階で、会社と休職者とで確認する必要があります。

主治医の復職可能の診断は第二ステップ

会社が休職者についての情報提供を主治医に求める場合には、休職者の了解が必要です。しかし会社と休職者との間で信頼関係が成立していない状況においては、休職者が拒否する場合があります。そうすると会社は「それでは復職の判断ができない」という理由で、逆に復職が遅れる原因にもなります。

主治医が復職可能の診断をするのは、職場復帰支援の流れの五段階のステップの第二ステップです。第三ステップ、第四ステップは会社の判断です。主治医の判断が全てではありません。

「手引き」でも、「ただし現状では、主治医による診断書の内容は、病状の回復程度によって職場復帰の可能性を判断していることが多く、それはただちにその職場で求められている業務遂行能力まで回復しているか否かの判断とは限らないことにも留意すべきである」と記載されています。

期待する受け入れ体制を

「手引き」は、正式な職場復帰の前に「試し出勤制度等」を提案しています。

「模擬出勤」は、「通常の勤務時間と同様な時間帯において、短時間または通常の勤務時間で、デイケア等で模擬的な軽作業やグループミーティング等を行ったり、図書館で時間を過ごす」とあります。「心理社会的治療」と呼ばれています。

ユニオンは、社会生活に慣れることを目的に、具体的には町内活動、ＰＴＡ活動、ボランティア活動への参加なども勧めています。

本当は、政府がコミュニケーションと職能開発を兼ねた施設等の提供に取り組むべきです。

「通勤訓練」は、「労働者の自宅から職場の近くまで通常の出勤経路で移動を行ない、そのまま又は職場付近で一定時間を過ごした後に帰宅する」とあります。

「試し出勤」は、

「職場復帰の判断等を目的として、本来の職場などに試験的に一定期間継続して出勤する。

ただし、この制度の導入に当たっては、この間の処遇や災害が発生した場合の対応、人事労務管理上の位置づけ等について、あらかじめ労使間で充分に検討しておくとともに、一定のルールを決めておく必要があります。

なお、作業について使用者が指示を与えたり、作業内容が業務（職務）に当たる場合などには、労働基準法等が適用される場合があることや賃金等について合理的な処遇を行なうべきことに留意する必要がある」

とあります。

これまで、会社が「試し出勤」を認めなかった大きな理由に、労働災害が発生した場合の「リスク管理」があります。しかし会社が「リスク管理」の視点を強く捉えたプログラムを作成すると労働者にとってはハードルが高くなります。この点を含めて、厚生労働省はもっと積極的基準と対応を提示する必要があります。

復職者にとって、正式の復職ではないという理由による会社から指示のない業務は、かえって混乱したり、自分は期待されていないと受け止めてしまう危険性があります。

復職を成功させるために

自己を大切にし、無理をしない

会社はリハビリ勤務や復職許可の判断基準として、定時にきちんと出勤できるかどうかを条件にします。規則正しい生活を送ることが社会復帰の第一歩だと捉え、また会社による観察・管理がしやすいからです。

復職者の方も、周囲に回復したことをアピールしようとして元気を装います。

しかし実際は、うつ病は責任感が強い人が罹患しやすいとよく言われていますが、定時出勤はかなりのプレッシャー・心的負荷になります。

Cさんは復職に際してフレックスタイム制を要望しました。他の社員もほとんどフレックスタイム制です。

「通勤訓練」や「試し出勤」の時ラッシュに遭遇して、こんなに他の人は急いで動いているのかとスピードが合いませんでした。電車に乗る時も、他の人から一呼吸二呼吸遅れてしまいます。ラッシュ時を避けた出勤から始めたいと思ったのです。

その結果、出勤時間を固定しないで幅を持たせ、出勤が遅れた分は遅く退社するということでプレッシャーを小さくして体調を自己管理し、回復できました。

復職に際して必要なことは、自己を大切にして無理をしないことです。会社は無理を要求しないことです。

会社と一緒に復職プログラムを作る

あるユニオンでの例です。

「うつ病で治療中の労働者が職場復帰するにあたって、交渉は難航した。会社に復職プログラムを作れと催促したが作らなかった。しかし、何回かの交渉を経て、交渉相手であった総務部長は、自分なりに復帰支援プログラムを作ってきた。ユニオンは『これではだめだ』と言いながらもそれをたたき台にして一緒に豊富化していった。こういう会社もあるのだと感心した。

三年間休業していたその労働者はなんとか復帰することができた」

復職の後も、本人、ユニオン、会社、主治医で一カ月に一度、状況確認を続けて復職を成功させたようです。

会社が、リハビリ勤務や復職許可の判断、成功につなげるために、「模擬出勤」や「通勤訓練」の日記や記録の作成を義務づけ提出させたという例もあります。そうすると会社としてどのようなサポートが必要なのかが見えてきたりします。

主治医が「会社に行けそうだったら行ってみなさい」

もうひとつの復職が成功した例です。

「会社が復職を受け入れるきっかけになったのは、アポなしでとにかく会社に行くようになったからです。

主治医から、『まずできるところからやった方がいいですよ、とにかく会社に行けそうだったら行ってみなさい』と言われました。

そこで病院の帰りにいきなり行きました。社員証を持っているから。最初は会社に入らないで、会社の一階の公衆電話から『今会社の一階まで来ました。帰ります』で終りました。二回目は人事部の部屋まで行って挨拶をしました。その後、勝手に朝八時半に挨拶に行くようにしました。

主治医からリハビリ勤務可能の診断書が出ました。

そこで団交で、自分の意思を盛り込んだ『リハビリ計画書』を出しました。就労部署の希望も出しました。『勝手なことをされては困ります』『では会社案を出してください』というやり取りがポイントになり、団交が進展しました。

それでやっとリハビリ通勤にこぎつけました」。

労働者とユニオンは〝待ち〟ではなく積極的提案をして「案」を採む必要があります。

「三カ月休むと仕事のことが忘れられるよ」

製造業で勤続が長く、本社勤務から地方の営業所長として単身赴任したFさんの例です。

Fさんは、忙しくて毎日残業、土日も出勤し、家族のもとに帰ることもむずかしい状況でした。原因は、社内の雰囲気が業績主義などでギクシャクし、同じような役職者が数人体調を壊していました。

赴任後二カ月後からうつ病の症状があらわれたので通院を開始しました。一時は通院治療でよくなったのですが、また病状が悪化し始めました。

主治医は「三カ月間療養」の診断書を書いたので、自宅に戻って休職をしました。

ユニオンは「発症の原因は業績主義にあると思うが、病気を抱えていて一人での職場改善はむずかしいので、復職に際しては今の現場を外れた方がいいと主治医に診断書に書いてもらってはどうか。家族のもとから通勤できるところへの転勤希望を出してはどうか」とアドバイスしました。

「またなにかあったら相談に来てください」とのアドバイスは心強く感じたと言っていました。

休職中に、実は主治医に早く出社したいと相談したとのことです。そうしたら主治医は「三カ月休みなさい。三カ月休むと仕事のことが忘れられる、出世も諦められるから。しかし仕事は逃げないから。リフレッシュ休暇と思いなさい」と言われたとのことです。このアドバイスに従い、結局三カ月休職しました。

まもなく休職三カ月間の休職明けということで会社と話し合いを持った時、会社は「地方で復職を」と言ってきましたが、Fさんは「ちょっと待ってください。地方で発病したので、発病したところには戻りたくない」と主張しました。

三カ月の休職期間は、会社との関係を客観的に捉えなおすことができ、「出世も諦められ」〝会社人間〟から脱皮できたといいます。そうするとこれまで会社に遠慮して主張できなかったことができるようになりました。医者やユニオンなど自分の側に立って心配してアドバイスしてくれる人がいるということが自信と後押しになったといいます。

結局、賃金は多少ダウンにはなったが本社の他部署に復職することになり、単身赴任もなくなったので家族も安心できたということです。

三カ月という期間は大きな意味を持っています。「仕事のことが忘れられる」期間であるのと同時に業務上のスキルが落ちる、取り残されるという不安はまだ起きません。落ちても回復は早くにできます。そして「出世も諦められるから」は〝力まない〟で復職することを可能にしました。本当の意味での「人生のリフレッシュ休暇」です。

家族のための制度があるのになぜ本人は無視

高齢・障害者雇用支援機構は、精神障害者総合雇用支援の一環として「リワーク支援（職場復帰支援）」を行なっています。しかし対象者は全国で一五〇〇人ぐらいにしか至っていません。雇用支援や実践は民間やNPOが圧倒的に多い状況があります。

政府や経営者には生産性の低い労働者の就業、復職には期待しない、むしろ忌避する傾向が大きいようにしか見えません。

リハビリ勤務は治療行為の一環と位置づけ、使用者の義務という制度に作りかえる必要があります。

ワークシェアリングが叫ばれ、派遣労働者やパートタイマーなど短時間労働者がかなりの割合で存在する時代に、復職に際しては労働時間が八時間でなければだめだという合理的理由はありません。家族のために育児休暇や介護休暇制度などが制定されているのに、労働者自身が病気を回復して復職するために勤務時間を一、二時間短縮する制度を制定してもおかしくはありません。

なぜ労働者本人の健康の問題なのに八時間労働をクリアしなければならないのでしょうか。メンタルヘルスケアの場合だけ特殊な問題にされています。復職を拒否するための理由にしかなっていません。

精神疾患に罹患した人の回復期には〝間〟があるといわれます。会社は焦らせない、当該は焦らない対応が必要です。


制度の運用には会社に見合った独自の工夫と努力を

会社の職場復帰への取り組み方法は、成果主義賃金制度に似ています。

成果主義賃金制度が導入された会社と評価等の問題で団体交渉を開催すると、会社は「うちの制度は○○人事コンサルタントから△△万円をかけて導入した制度だから問題はないはずだ」という自慢話を何度も聞かされました。会社は高価だったのだからいいものだと考え、適応性の判断はしません。

しかし人事制度は、その会社の伝統・社風・業種などを加味したものでなければ社内に溶け込まないし、実際の運用は難しいものとなります。労働者の不満は増します。結局、人事部担当者自身も制度を理解できないなかで期待だけで運用しています。

そのような評価制度導入のなかでたくさんの労働者が精神疾患に罹患しました。

復職への対応では、厚生労働省のお墨付きの「手引き」をそのまま運用し、適応性の判断はしません。また、「手引き」記載の最小限の運用にとどめ、応用や創意工夫には至りません。失敗しても「手引き」のせいにし、責任逃れができるからです。多くの会社が行なっている復職者の監視、業務遂行能力の回復度を段階的にチェックするような対応は、使用者の責任放棄です。いい結果は出せません。

「手引き」は本来、成功に導くためのものです。「これらの制度が事業場の側の都合でなく労働者の職場復帰をスムーズに行なうことを目的として運用されるよう留意すべきである」とあります。

会社には、復職者がどのようなサポートを必要としているのか、どのようにしたら成功させることができるかに視点をおいた対応が求められています。

会社が変わらなければなりません。

復職の職場は

「手引き」は「復職は本来の職場が望ましいと」提案しています。会社はこのことを踏まえ休職前の職場に戻そうとします。

「手引き」の根拠は何でしょうか。

心理学、精神医療は戦時中に活用され発展を遂げますが、ヨーロッパやアメリカにおける近代の〝ブレークダウン〟(消耗)した兵士に対する対応策が計見一雄《けんみかずお》著『戦争する脳』(平凡社新書)に載っています。

第一次大戦を経て確立していった四つの原則は、
プロクシミティー:可能な限り前線に近く、という原則。

イミディアシー:直ちに。戦闘におけるブレークダウンが起きたらなるべく早く。

期待:病気でないから、疲れを取ればすぐに原隊に復帰できる、と言ってあげること。

シンプル:休息と食事と熱いシャワー。

です。

「戦時中につぶれてしまう兵士に対して、『お前、大丈夫だよ。病気じゃないよ。一休みすれば回復してまた戦えるよ』というようなことを言ってあげるような行為が、戦闘組織の中に組み込まれているといいのだが、という意見もあった。なぜそう言えるのかというと、前線でそういったことが十分にできなくて、そのまま放置された犠牲者たちは、励ましや休息を得られた人々と比べて、より難治性の精神的困難に陥ったということがあるからだ」

「『回復して仲間のところへ戻る、それができる』という本人と救助する側両方の期待は、戦場から近く、戦闘から時間をおかないで実施する方が強くなるだろう。戦友に近くて、手早ければ、戦場のリアリティーから離れていないぶんだけ回復のリアリティーも鮮明だ」

この経験から言えることは、「つぶれてしまう兵士」に対して「戦闘組織」が励ます体制が確立している条件において「前線」に復帰できるということです。

このような条件がない中での復職に際しては「本来の職場」が望ましいとは言い切れません。当事者の希望を聞いた検討が必要です。すでに人間関係が崩壊していたり、長期の休職を経た復職の場合に「本来の職場」へ復職させることは、新たな〝いじめ〟です。使用者の適正配置義務に違反した異動が原因となった休職においては論外です。

先輩社員が「自分がフォローするからまかせてくれ」

復職者を抱えた職場からの報告です。

「復職者への業務指示は直属の上司から出されます。しかし上司が忙しいと指示が出されません。復職者の業務が空回りしています。本人は苦しいだろうなと見て取れるがだれもサポートしません。一般職員の立場からは手が出せません。結局何も解決していかない。責任ある立場の人が手を差し伸べればまた違ったんだろうなと思いました。

判断できない状態になっているのだから、誰かが一緒にいて手を差し伸べることが必要だったと思います」

結局また休職することになってしまいました。復職しても閑職への配置転換は思いやりではなくて苦痛を伴ない、不安を増大させます。そのことを会社や周囲は理解しなければなりません。

成功した例です。

「復職したとき所属長は、『大丈夫、治った』と言って励ましました。悪意はないが大きなプレッシャーになりました。指示された仕事は、多くの人の補助仕事で業務指示がばらばらに来ます。自分と他の人で見えない壁ができたように感じられ、体調が崩れました。

先輩社員が上司に『仕事のさせ方がおかしいのではないか、自分がフォローするからまかせてくれ』と申し出て日常的に面倒を見てくれました。病気のことは深く知らなくても一緒に仕事をする、楽しくする、居やすくする、何かあったときにフォローするという人がいると思った時、体調は回復しました」

職場全体で仕事を続けられる環境・条件をどう作っていくかが課題となります。

復職者への対応は、まず「待っていたよ」という仲間としての歓迎が成功させる鍵となります。これが「ひとりぽっちじゃない」と思わせる本物の「ラインによるケア」です。

ユニオンでのリハビリ

体調がある程度回復期に入ったら、相談を受ける側は、例えばユニオン行事などで責任ある任務を任せ、みんなと協議し、協力し合いながら成し遂げる経験を積ませるようにします。

また、相談活動に同伴させ（メンタルヘルスケア以外の）、一緒に問題に対する解決方法を客観的に検討し合います。団体交渉で攻勢的に展開するための打ち合わせ、「攻防」への積極的参加は、自信を付けさせます。また自社以外の労務管理、人事政策などを知ることから視野を広めさせることができます。

復職者からの要望

復職者から話を聞きました。会社としては気がつかない問題がさまざまあります。リハビリ勤務の時、会社にして欲しかったことはという質問に、休憩室がほしいという回答がありました。短時間でもいいから疲れたとき干渉されないで横になれるスペースです。心身ともに休むためです。緊張の連続は疲れます。

みんなが残業しているのに、一人だけ「帰っていいよ」といわれるのはあたかも戦力外通告をされたような気になります。リハビリ勤務や復職における労働時間の問題は長さではありません。〝受け入れのための職場環境〟〝雰囲気〟です。

復職後に職場の飲み会がありました。誘われたので参加しました。会場に着くと一人が「病気で残業ができないのに飲み会には参加するの」と聞いてきました。間もなくまた休職せざるを得ませんでした。メンタルヘルスケアについて何も理解されていません。そのような同僚と一緒に仕事をすることに恐怖を覚えてしまいました。

休職中であれ、会社の行事に参加するのは「通勤訓練」「試し出勤」の一つです。

復職者も変わる！

労働者は、人間関係や職場環境などで問題がある状況に置かれると、防御力が乏しくなったり、対処方法を取得できなくなり、その結果としてストレスが増幅し体調不良に陥ってしまいます。労働者がストレスを感じる〝脆弱性〟には個人差があります。

このような中での体調不良に陥った休職者にとっては、症状が消失したということだけでは復職はむずかしく、復職しても再発の危険性があります。

なぜなら、異なる人格を持っている者同士が一緒に働いている社会で紛争が起きないという保証はないからです。

会社が〝いじめ〟を行なった加害者を異動させるなど復職者の要望を受け入れ、職場環境改善等を了解したとしても、同僚全員が理解者、協力者などということは考えにくいからです。

ストレスのない社会などありません。また完全な人間はいません。

復職に際しては、使用者に条件整備を要求するだけではなく、体調の回復とともに、復職者自身も会社や仕事に対する捉え返しを行ない、自分自身の弱点に「気づき」、克服し、社内・社外でさまざまな問題に遭遇することを想定して問題を処理・解決する力をアップさせて自信をつける必要があります。ストレスに対する対処技能訓練を行ない、セルフケア能力を習得し、攻勢的に過去の状況を克服する努力をすると復職を成功させることができます。

相談に来たというポジティブな意識をもう一度発揮し、苦痛の体験を無駄にしない、「自己決定」で解決に至った自己の姿勢を確認して、成長した自分の自信にします。さらに変わることができるという「暗示」をかけて向上を目指します。このようにして不安を緩和させ、取り除く方法を習得して自己防衛手段を取得しなければなりません。

職務遂行手順を会社や上司、相談を受ける側に委ねるのではなく、自分で客観的に捉えて判断できる能力の獲得が必要です。

その方が、体調が回復したという診断だけで、不安感や恐怖感に支配されたままで復職するよりも自信と安心感を持って復職できます。

そのためには、お互いを認め合いながら批判し合える仲間が必要です。参加者の協力でコミュニケーション能力をアップさせ成功させることができます。

自分を見つめ直す

仕事に対する捉え返し、自分自身の弱点の「気づき」、克服とは、まずストレスの原因や紛争の事実関係を整理する上で、自分がどのように「反応」したかという事実だけでなく、相手側の事実はどうだったのか、感情抜きにすると何が問題だったのかを分析し、振り返って認知する中からものの見方を変えてみます。そして事実関係を豊富化させることによって、以前の状況から抜け出す「対応」方法を客観的に見直し、解決能力を身につけることです。

個人によって脆弱性はちがうのでそれぞれの対処方法が必要となります。集団行動への参加、討論などによるコミュニケーション能力の向上も自己を強くし、自信をつけます。

セルフケア能力を習得するとは、しっかりとした自己価値観を持つことです。他者に認められなくても存在できる自己を確立することです。例えば、会社に依存しない、「雇われ意識」からの脱皮、自立です。

そして自分自身をより深く知ること、自分を信頼することで「強くなる」ことができます。自己信頼は三つの要素から成り立ちます。

一つは、その時々の自分の気持ちや考え、欲求を適切に把握することや、さまざまな視点から自分自身を捉え、自分のプラス面もマイナス面も公平に理解する「自己理解」です。

二つめは、自分自身をありのままに受け入れること。自分の弱さや不完全さを率直に認め、受け入れる「自己容認」です。そうした自分に対する素直さが適切な自信と謙虚に繫がります。そうすると他者についても理解しやすくなります。

三つ目は、自分自身を大切に思う気持ち、自分自身を肯定的に評価する気持ちである「自尊心を持つ」ことです。

このようなことが、さらに自信と安心を強化します。

第七章　自殺願望者・若者のメンタルヘルス

自殺願望者との労働相談

森山直太朗の「生きていることが辛いなら」

シンガーソングライターの森山直太朗が歌っている『生きていることが辛いなら』の中の「いっそ小さく死ねばいい」の歌詞について、死ぬことを肯定していると批判が出され、論議が起きました。いい歌だという声のほうが多数でした。

インターネットには次のような投稿がありました。

「『生きていることが辛い』時期にこの歌を聞くと、とても温かく優しく包んでくれるものを感じた。何だか鬱病の人によくないとか、自殺を容認しているとかいろんな勝手なことを言っている人も多いみたいだけど、そういうのはきっと正常な精神の人が過剰に反応してお節介で言っているだけじゃないのかなと、私は思う。

そういう人はきっと鬱の人に平気で『大丈夫？　頑張って』なんて声をかけるような人なんだろうな。『いっそ小さく死ねばいい』は言葉にすればちょっと衝撃的かもしれないけど、辛くて死にたい人は決して背中を押して欲しいわけじゃない、死にたいと思いながら死にたくないとも思っている。誰もが『死んではいけない！　みんな悲しむよ』と声をかける中で『いっそ小さく死ねばいい、恋人と親は悲しむが三日と経てば元通り』死ねばいいじゃん、でもみんなすぐに忘れちゃうよ、なんて言われたらほんのちょっと死ぬのがばからしくならないかな。

辛い人は誰かに助けて欲しい、死ねば辛い事から逃げられると思ってしまう、だけど本当は死にたくなんか無いんだ、人の記憶から消えてしまいたくないんだよね。誰からも忘れられる事、それが死ぬほど一番辛い事なんじゃないかなと」

精神的に体調不良の人の投稿だと思われますが、この人は「そっと寄り添ってくれる人を」探しています。

自傷は「こころの痛み」を「からだの痛み」で抑えること

自治体においても自殺防止対策の取り組みが開始されています。

東京都は、二〇〇九年三月二十七日に「自殺防止！　東京キャンペーン」の一環として講演会を開催し、国立精神・神経センター精神保健研究所の松本俊彦医師が自傷と自殺について講演しました。

自傷と自殺は違います。自傷は死ぬことを本気では考えていませんが死に至ることがあります。自殺は死ぬことが目的です。

現在、十代の若者の一割が自傷した経験があるというデータがあります。特徴としては、飲酒・喫煙・薬物の誘いを受けた経験者が多く、自尊心が低い者などがあげられています。自傷する者の多くは誰にも相談をしていません。

リストカットする理由は、辛さなどを慰め和らげるという不快感情への対処が五五％を占め、自殺の意思は一八％。

リストカットに至る経緯は、耐えがたい「こころの痛み」を自傷という「からだの痛み」で抑えて心に蓋をするのだといいます。でもすぐに「からだ」は痛みに慣れてしまいます。もっと強い「からだの痛み」でないと「こころの痛み」を抑えるのに足りなくなります。

医学的には、人間の身体は苦痛な時に脳内からエンドルフィンという物質が分泌され痛みを和らげ、逆に快感に至らしめるのだそうです。脳内モルヒネとも呼ばれます。

しかし「生きるための」自傷が死を引き寄せてしまいます。

リストカットは自分を救って安心感を取り戻す自己防衛の行為

〝いじめ〟を受け、リストカットをしたと告白する相談者がいます。

人間関係における孤立や支援のない過重労働の強制などが続くと、労働者は追い詰められて行きます。自分の判断では対応策が見つけ出せなくなると、自分を責め続けて責任を負おうとします。そのような中でリストカットの行為に及びます。

自傷が解決に至らない行為であることは承知していながら、自分で自分を許す行為であり、自分を救って安心感を取り戻す自己防衛の行為です。孤立するなかで自分の存在を確認する手段でもあります。だから一方でそのような自分を認めて欲しいと、誰かに、何らかの方法でＳＯＳを発していたりします。自信を失っています。

相談者がリストカットを告白することは、相談を受ける側を信頼してSOSを発したのです。よく語ってくれたとそのことをまず評価します。そして自分をそこまで追いやった苦悩に共感して寄り沿い続けることが必要となります。

自傷の理由が支援のない過重労働の場合には、責任感が強いのは悪いことではない、しかし自分のキャパシティーを自覚しないと逆に無責任な結果となり、取り返しのつかない事態に陥る危険性があることを認識させ、自己判断だけで対応するのは正しいことではないと責任感を軽くしてやる必要があります。

支援のない過重労働について会社に「責任放棄」を通告することも、対応策をせまり、客観的状況を掌握させるきっかけにもなります。

所詮、個人の労働者が持っている能力・力量は限界があります。だから協同や協力が必要であり、責任も達成感も分かち合うと労働の喜びは倍加するのです。そのためには仲間を信頼し依存し合う関係を作ることに挑戦させなければなりません。

相談者がリストカットを告白した場合、相談を受ける側は、関係を一過性にしないでしばらくの間観察する必要があります。場合によっては専門家に協力を仰ぐ必要性も判断しなければなりません。

「絶対に死なないから」

単身で生活している二十代のTさんはプログラマーとして働いていました。忙しくて職場に連泊することもしょっちゅうありました。床にダンボールを敷いてごろ寝です。仕事は好きで、言われた仕事はやり遂げなければならないという責任感がありました。

しかしついに身体に変調をきたしてしまい、休職せざるを得ませんでした。

休職中のある日、昨晩自殺未遂をしたという報告をしに事務所に来ました。

手段はリストカットです。「なぜ自殺しようと思ったの」の質問に「血の色を見ると落ち着くんですよね。そのまま眠りに入ってしまいました」と答えました。

「痛くなかったの」の質問には「痛くなかった」と答えます。

Tさんはどうして助かったのか。実はリストカットをする少し前に友人に電話をしています。電話は自殺を匂わすものでした。助けを求めていたのです。友人が駆けつけて病院に運びました。

手首を見せてもらったらたくさんの傷跡があります。自殺未遂は一回二回ではなかったのです。たまの休みのときに仕事からの解放を願い、衝動に駆られたといいます。

話し合いの後、毎週一回事務所に来ることを義務づけました。「生きていることを確認したいから」。Tさんは了解しました。

毎週顔を出しました。会話は雑談です。

しばらく経った頃「もう来なくてもいいですか」と聞きます。

「だめ」

「どうしてですか」

「心配だから」

「もう死にませんから」

「だめ！」

またしばらく顔を出し続けました。

「もう来なくてもいいですか」

「だめ」

「本当に死なないから」

「心配だからだめ」

「絶対に死なないから、心配かけないから」

「じゃあ信用しよう」

今は過重だった仕事のことを忘れるため異業種に転職して元気です。

やはり死ぬ前に誰かに助けを求めています。本当は死にたくないのです。

自殺者の七二％はどこかに相談している

二〇〇八年九月に「ライフリンク」が主催した第四回「WHO世界自殺予防デー」シンポジウムで『自殺実態白書二〇〇八』の分析とその中から見えてきたものについて報告がありました。

そのなかに七二という数字があります。

ライフリンクは、実態調査で遺族の方たちに「ご家族は亡くなられる前に、どこかの専門機関に相談に行きましたか」と質問をしました。すると三〇五人のうち二二三人は遺族が離れて暮らしていたので不明だが、残りの二八二人のうち実に七二%がどこかに相談に行っていたという事実がありました。しかもその六割以上、全体の四五%は、亡くなる前一カ月以内にどこかの専門機関に相談に行っていたことがわかりました。相談機関の約半数が精神科や心療内科。四分の一が内科や整形外科などの医療機関。残りの四分の一が行政機関や民間の相談窓口、法律の専門家などです。

この数字から見えてくるのは、自殺は覚悟の死だと思われがちですが、実は亡くなった方の多くが実際には生きようとしていたという事実です。ただ、もう生きられない、死ぬしかないといった状況にまで追い込まれていって亡くなってしまいました。

二〇〇九年の自殺概要は三十代が過去最多

二〇〇九年五月、警察庁は「平成二〇年中における自殺の概要資料」を発表しました。そこでは三十歳代の増加が指摘されています。

「ライフリンク」は「速報」によるコメントを発表しました。

「年齢構成的には、三十代が過去最多となっています。しかも十代、二十代も増加傾向にあります。中高年世代の自殺が依然として高止まりを続ける中で、若年世代の自殺も増え始めた。事態がより複雑かつ深刻になってきていると言わざるを得ません」

「三十代、つまり社会に出た時は就職氷河期だったために非正規として働かざるを得ない人が多い世代（それだけ生活の基盤が脆弱である世代）に、九月以降の世界同時不況の影響が最もシビアに直撃し、結果、失業して生活苦に陥り、再就職も果たせない中で生きる道を失って自殺に追い込まれていったのではないかと推測できます。

そもそも三十代というのは、内閣府が行なった意識調査の中で『自殺を本気で考えたことがあるか』との問いに対して『はい』と答えた割合が最も高かった『生きるモチベーションが脆弱な世代』です。

社会的な問題の打撃を受けやすい土壌があったとも考えられます」

若年層の問題は、精神疾患の労災認定においても同じ傾向があります。


自殺願望者には、援助希求行為を評価し、自殺のポジティブな面に「共感」する

自殺願望者の相談を受けると、相談を受ける側はパニック状態に陥ります。自殺を止めさせようと必死になります。エスカレートに対する「懸念」を伝えたり、「もうしないって約束してね」などと強制したりします。

しかし相談者は、このような相談を受ける側の発言を、せっかく自分の思いを伝えたのに否定された、理解されなかったと受け止めます。そうすると逆に自殺願望を強めてしまいます。

自殺願望者、ほのめかす者との相談活動でまず心がけることは、頭ごなしに自殺を「止めなさい」とは言わないことです。

自殺願望者は、解決困難な問題と直面しているのに職場や家族などで支援が得られず、自殺という方法でしか問題は解決しないという思いに至っています。それでも誰かに、どこかに援助をしてもらいたいと希求し、ここならばと捜し、この人ならばと辿り着いたのです。

「『死にたい』という言葉にはさまざまな意味がこめられている。『悩みを和らげてほしい』『私の言い分に耳を傾けてほしい』『もう一度人生をやり直したい』『家族の重荷になりたくない』『不当な扱いをする社会に対して抗議したい』『最後まで見捨てないでほしい』などさまざまな意味があるはずだ。『自殺したい』と訴える人は、本人自身もそう思っていても、実は意識的・無意識的に『自分の方を向いてほしい』『助けてほしい』という真剣な救いを求める叫びも発している。……

絶望的な気分を打ち明けて、何とか助けて欲しいと必死になって訴えかけていることをまず理解する必要がある」（高橋祥友著『自殺予防』岩波新書）。

相談を受ける側は、本当はどこかで生きたいと思っているから電話をかけてきた、相談に来たという思いを肯定し、受け止め、寄り添うことが必要となります。「自分の思いをよく言えたね」と援助希求行為を評価してあげます。「よく言えたね」をあっさり言うのが秘訣。

「自分が死んでも悲しむ人などいない」と訴える電話相談者に「私が悲しむ」と対応したら思いとどまったというエピソードがあります。

本当は生きたいと思っている

相談を受ける側は、自殺を願望するに至った「苦痛」の原因を肯定し、行為を評価し、自殺志願に至った思いのポジティブな面に注目して「共感」して信頼関係を作り出す必要があります。相談者に思いや感情を話すことを働きかける中から、混乱した状況でも本当は生きたいと思っている気持ちを探り出して共有し、相談者に自分の生きたい気持ちを自覚させます。昔の自分を思い出して自信を回復することもあります。

「あなたには、安心して自分の気持ちを表現できる場所がある」「ありのままのあなたは、それだけで充分に生きている価値がある人間である」ということを伝えます。

「何かあったらいつでもいいから連絡してね。連絡ないと私のほうが不安だよ」と繋がりは持ち続けます。

この段階で、相談者は解決の糸口が見つかったことになります。

自殺を願望するに至った「苦痛」の原因は、一つの組織・機関だけでは解決できない場合が多くあります。専門の組織・機関と連携を取りながら一緒に対処していく必要があります。


「また来ていいんですか」


相談者が、長かった相談が終わると突然「実は僕、自殺未遂を三回しているんですよね」と漏らしました。

「理由は何?」

「会社の不正を訴えたかったのです」

「死んで何を証明できるの」

「死んだ理由を探すうち不正が発覚する」

「不正を暴いてどうするの」

「許せない」

「それを暴く方法と死ぬことの説明は話が繋がらない」

会社から追い詰められ、体調を崩して休職したこともあるといいます。何とか反撃したいという思いは理解できるが、話が繋がらない部分の説明を執拗に求めました。

「どうしても繋がらない。飛躍がある。本当は死ぬという行為で不正を暴くのではなく、誰かに自分の存在を認めてもらいたかったのではないの?」

しばらく考えてから「言われるとそうですね」

「だったらその人に直接自分の存在を認められるような行動を取ればいいじゃないか」

「そうですね」

会話はそれで終わりました。

「来週またここに来ること!」

「どうしてですか」

「心配だから」

相談者は「また来ていいんですか」と言いながらニコッとしました。

翌週来ました。

「約束どおりきました」嬉しそうです。

社内のことをいろいろ話すうちに、虐められて体調を崩している他の社員の話題になりました。

「心配だね」

「心配ですよ」

「心配で死ねないね」
「死ねませんよ」
他人の心配をするようになったら自殺はしません。

東京都が作成したチラシには「『死にたい』と打ち明けられた時の対応」として次のようにあります。
・死にたいと言う人も、本心から死にたいというよりは、物事を悲観的にしか考えられないような状態に陥って、すっかり自信を失っていることが多いと言えます。
・実は、死にたいという絶望感と生き続けたいという望みとを、あわせ持っていることが少なくありません。
・話をはぐらかさず、ご本人の訴えに耳を傾けましょう。
・辛い心境をじっくり聞いてもらうことによって、ご本人の気持ちは楽になります。
・ご本人を責めたり、叱咤激励したり、世間一般の常識を押し付けたりすることは避けましょう。
・不眠、食欲の低下、気分の落ち込み等の症状は、治療で良くなることを伝えましょう。
・専門家に相談するよう勧めましょう。
このような対処方法で、寄り沿い、長期の支援をしていく必要があります。

ちなみに、森山直太朗が歌っている『生きていることが辛いなら』の一番から四番の歌い出しの歌詞は次のとおりです。

一、生きてることが辛いなら
いっそ小さく死ねばいい……
二、生きてることが辛いなら
わめき散らして泣けばいい……
三、生きてることが辛いなら
悲しみをとくと見るがいい……
四、生きてることが辛いなら
嫌になるまで生きるがいい……

（作詞　御徒町凧、作曲　森山直太朗、ユニバーサルミュージック（株）

若者とメンタルヘルス

「有能な若手社員の離職もしくは病欠」が増えている

荒井千暁医師は著書『職場はなぜ壊れるのか――産業医が見た人間関係の病理――』（ちくま新書）で、現在の「働き方・働かせ方」に疑問を持つようになったと述べています。具体的には、最近「有能な若手社員の離職もしくは病欠」が増えているからです。

医者の立場から見ると、抑うつ状態やうつ病になる「前段階」のパターンは、大きく二つあるといいます。一つは思考の混乱（コンフュージョン）を経て起こるケースで、業務が一極集中することによって生じる孤立状態を経て生じ、二つ目は、自分には覚えのない理不尽さを経験して起こるケースで、多くはモラルを欠いた職場から生じるということです。

「僕にとって働くとは、自分を殺すことだった」

『春秋』（春秋社刊）二〇一〇年五月号に、芹沢俊介氏はシューレ大学編『閉塞感のある社会で生きたいように生きる』（東京シューレ出版刊）に載っている若者の文章を、長時間労働だけでない労働者の心身に及ぼす労働の「破壊性」の問題提起のなかで紹介しています。

「若い彼は、居酒屋でバイトとして一二時間労働をすると、へとへとになり何もできない状態になっていた。ハードな仕事だから疲れるのだと考え、時間が短くて楽な仕事としてスーパーの店員を選んだが疲れるのは変わらなかった。最後に定期的にアルバイトをしたのが、世界的なチェーン店をもつハンバーガーショップ。シフトが自由に組めることとハンバーガーが好きな理由だった。働く時間も短い楽なはずだった。だけど数時間の仕事が終わった後身体はでろでろに疲れ切っていた」。

「僕にとって働くとは、自分を職場の価値観の枠にはめていくことである。配管工をしているとき、その枠にはまるあり方が『学校と同じだ』と思った。学校では多少なりとも抗えた。職場では抗えない。学校はいつかは終わるが、仕事は一生続く。世界はこのように作られているのかという絶望感があった。絶望して死ぬわけにもいかないので、それに耐えられるような強い人間にならねばというのがシューレ大学に入ったころの価値観だった」

そしてさらに「僕にとって働くとは、自分を捨てていくことだった」「僕にとって働くとは、自分を殺すことだった。自分を殺して、自分の前の仕事を黙々とこなし、上司の言うことを空っぽの自分に放り込むことだ」「バイトに行くたびに殺さねばならない自分は、どんどん大きくなっていった。殺された状態から自分に戻るには、また時間やエネルギーが必要だった」「バイトでの自分は人を殺せそうだと思った。僕は僕を殺しているのだから、人だって殺せるに違いない」という思いに至っています。

芹沢氏は、そのような状況の一つの極に、二〇〇八年六月八日の秋葉原事件があったと捉えています。

若者には労働が人間を殺すと捉える状況があると言います。

どのような状況かは説明されていませんが、おそらく会社の営利事業にとってではなく、自分にとっての労働の位置付け、上司や同僚など他者を通してのその意味や価値、社会的必要性などの自己確認が行なわれていないなかで、時間的には楽な労働でも疲労が蓄積し、「自分に戻るには、また時間やエネルギーが必要だった」

という状況に陥ったのだと思われます。

いわゆる「新型うつ」の傾向

財団法人企業活力研究所は、産業医、看護師、保健師や人事担当者などからの聞き取りをして二〇〇九年三月に『長期休務者の社会復帰の仕組みづくりに関する調査研究報告書』を作成しました。そこには現在の職場の現状、復職の困難さ、成功例の体験が語られています。

『報告書』はさらに、現在の若年労働者の精神疾患罹患問題に視点を当て、「新型うつ」などの問題提起をしています。

「とりわけ若手社員の仕事環境については『マネージャーや人事も含め、職場に余裕がない』『職場内での会話（コミュニケーション）の希薄化』『仕事で感謝されたり、ほめられたりする（スモール・ウィン）機会の減少』など、個人の健康に限らず、『職場の活力』そのものが危惧されるような、率直な状況認識が示された」

研究会メンバーやヒヤリングした産業健康スタッフからは『社員の年代により〈うつ〉の現れかたが違う』との意見が多く出されています。

「ここ二、三年で指摘されるようになった特徴的な傾向は、うつの多様化であり若年齢化です。厳密に年代区分をすることはできないが、主に四十代以上に多く見られるうつ病は、メランコリー親和型とも従来型とも呼ばれるうつ病である。

これに対し、三十歳前後の世代に多いとされるのが『逃避型抑うつ』であり、出社や職場に対する不安、評価に過敏、自己愛的でプライドが高いなどの特徴があるとされる（廣瀬徹也「逃避型抑うつとディスチミア親和型うつ病」、『臨床精神医学』二〇〇八年九月号）。

また、近年、二十代をはじめとする若年齢層では『ディスチミア親和型うつ病』とも呼ばれる『未熟型うつ』が注目されている。『自責の念が乏しい』『仕事を覚えようとする努力をせず、結果として職場で認められない』『薬の効果が部分的で、慢性化する傾向もある』などの特徴が指摘されている。このタイプを『うつ病』と判断するか、否かについては議論が分かれている（樽見伸「現代社会が生む

〝ディスチミア親和型〟」、『臨床精神医学』二〇〇五年五月号ほか)。

これまで企業がとってきた予防・発見及び復職判断・復職後の対応は、『従来型』のうつ病を前提にしている場合が多く、増加する『逃避型うつ』や『未熟型うつ』への対応に戸惑っているというのが現状である」。

「ディスチミア(Dysthymia)親和型うつ病」とは、「メランコリー親和型うつ病」と対比して用いられています。気分変調症。他罰的で逃避的な性格と言われます。

いわゆる「新型うつ」の症状

具体的に、現場からの状況と対策が報告されています。

ある産業医は「新型うつ」について、

・プロセスがなく倒れる。
・結論が早い、考えが甘い。この業界は自分にあっていません。
・心の現実から引きこもる。自分の中の幻想から現実とのコミットを回避する。
・仕事がらみだとうつだが、そうでないところでは元気。安全な領域。
・突然居なくなり、あとで出てきたときは元気。
・だが、原因は仕事が多い。
・大多数は真面目で、仕事をしたい若者。

だと言います。
ある保険師は、
・症状の部分とそうでない部分を区分けして対応（育成のし直し、本人の思考パターンの再構築）。本人の成熟度を上げるアプローチが必要。
・ダメだし経験がない。雑用をしてきていない（下積み作業を敬遠したがる）。
・自分で悩まない（悩ませないような時代も背景にある）。質問が出来ない、やったことがない。チーム経験がない。失敗することを嫌う。
・就社から就職への変化。自分に関係ないことにタッチしない。ボランティア精神はない。「この会社は何をしてくれるのか」と聞く。
・本人も上司も、具体的な言葉での確認作業をしていない。「言ったつもり」が多い。
だと言います。
ある人事担当者は
・二年間は育成期間としているが、現場に出ると忙しく有能な人が不調を抱え込む。
・会社に入り、初めて評価を受け挫折感を持つ若者も多い。少なくとも三年位は「評価を昇格等に反映させない等の制度見直しが必要かもしれない。
と体験を語っています。

その他にも産業医から「取るべき対策もほぼわかっている。ただし、対策を取るだけの余裕が企業にない」「四十歳前後を境に、次の管理者が育っていないことも問題」「『病気の回復』と『仕事復帰』の間にはギャップがあり、この状態への対応が必要」と指摘されています。

保健師からは、「スタッフとして『個人から組織を診る。組織から個人を診る』ことがいかに重要かを再確認している」という報告がありました。

若者支援をしているNPO法人からは「企業社会が生み出したさまざまな問題の後始末を、NPOに求める流れを感じる」という、社内で解決しようとしないで外部の機関に頼りきるような姿勢に対して、危機感が表明されています。

若者は将来の宝

この間、雇用は破壊され、特に若者たちを取り巻く環境には厳しいものがあります。「希望を持った経験のない世代」です。競争社会に無防備に投げ出され、使い捨てが続いています。しかし生活維持は自己責任が強制される。自分で何かを完成させた、成功した、他者からほめられた経験をもっていません。喜怒哀楽を共有する経験をもっていません。

年功序列・終身雇用に慣らされた世代、バブル期にさほど努力しなくても成果を上げられた世代、そして希望を持った経験のない世代が一緒の職場にいます。価値観の違いと共に「断絶」は大きく、その溝を一方の価値観で埋めることはなかなか難しいのです。

しかも世代間の「断絶」というだけでなく、「仕事の仕方」がかつてとは違っています。外面の成果という結果（アウトプット）だけが要求され、評価結果となります。個人、個性は抹殺され、人格の存在が認められていません。

すぐ上の中間管理職は管理業務に熟知していない、そもそも成果主義賃金制度での働き方を経験した労働者が集団管理を担わされても簡単にはできません。しかも会社は短期間での成果を要求してきます。そのような中では、中長期的な管理能力を持った人材が育っていきません。

そして中間管理職は最も多忙な世代です。若者が指導、支援を求める雰囲気にありません。

このような理由で体調不良、自殺に追い込まれる三十代が増えています。

〝失われた十年〟と言われますが、会社の労務政策については〝人材を育てないで失った〟十年です。

人間の成長の可能性に限界がない

二〇〇八年六月四日付『朝日新聞』「私の視点」に、少年刑務所の篤志面接委員の受刑者との面接での実感が載っていました。

「彼らは、今までの人生で『自分とは何か』『自分と同じ人間である他人とは何か』などと考えることで自分と同時に他者を知り、他者への共感性を培い、また他者や社会との関係の中で生きることの意味を理解し、考える経験をしてこなかった。その結果が、自己統制力の欠如ともなっていたのではないか。それはまさに教育の欠乏そのものではないかということが、彼らの反応、変化（成長）過程からうかがえた。人間の成長の可能性に限界がないことを強く感じたのである」

同じ問題が若年労働者に対してもいえます。

日本での職業訓練は、短期間の形式的なものでしかありません。

フランスでは、あえて集団活動をさせるために学校で、知識・技術だけでなく人間関係構築能力、コミュニケーション能力を体得することにも力を入れています。共同作業体験での完成、成功の共有、感動、そして失敗と回復、その助け合いも経験させ、そのなかから自分自身を客観的にとらえる力も身に付けさせるカリキュラムになっています。

会社において若者は、将来の管理職候補、幹部候補としてコミュニケーション能力、管理能力を持った社員に挑戦するチャンスを保証されなければなりません。期待感を感じとり、夢を持つことができたとき、若者は「再生」します。

第八章　労働相談のメンタルヘルス・ケア

労働相談とストレス

ハローワーク職員の五八・二％が「何らかの問題あり」

『日本労働研究雑誌』二〇〇八年六月号は、全労働省労働組合の協力を得たハローワーク職員の業務上のストレス調査の結果報告「公共職業安定所職員の精神健康と一般職業紹介の業務ストレッサー」を掲載しています。

研究者はストレッサー（ストレスを引き起こす刺激）の要因を五因子二八項目に分類、五件法のアンケート結果を分析しました。その結果、「何らかの問題あり」が五八・二％に及びました。「対人援助業務を主とするヒューマンサービス従事者」（研究者が付けた名称）において「ストレスの高さがうかがわれる」と結論付けています。

具体的には、「心理的対応」因子で「専門的なカウンセリングが必要であると思われる求職者に対応することがある」「精神医療的なケアが必要であると思われる求職者に対応することがある」、「危害」因子で「求職者に暴言を吐かれる」、「対人葛藤」因子で「業務と直接関係のない公務員批判を受けることがある」「相談を待っている人たちからプレッシャーを感じる」、「労働負荷」因子で「求職者のクレームに対応しなければならない」「相談がうまくいかないことがある」などが高いストレッサーになっています。

予備調査で「自由記載」欄を設けたら、「業務と直接関係のない公務員批判を受けることがある」「勤務時間外に業務をする」「昼休みも業務が入り、休息が充分に取れない」という実態が明らかになり調査項目が追加されたといいます。

「労働負荷」と「対人葛藤」がストレスの大きな要因

分析結果は、精神健康度については雇用形態が非常勤よりも常勤のほうが、年齢では年配者よりも若年者のほうが、男性より女性の方が悪くなっています。求職者の不満が、社会的に立場が弱いとみられる女性に向けられやすい可能性があります。年齢が若いほどすべての指標において全般的に状態が悪くなっています。一般職業紹介の経験年数が長い職員は、短い職員よりも不安と不眠傾向が高くなっています。ベテラン職員への業務のしわ寄せが、精神健康に影響する可能性があります。

「労働負荷」と「対人葛藤」についてのストレスが高いほど総合的精神健康度が悪化する傾向があります。

研究者は、「労働者を支援する安定所の職員自身が労働者であるという点は看過されてきたと思われる」、「職業紹介の民間開放の流れの中で、公務員としての業務が苛酷化している実態がうかがわれる」と結論付けています。

相談を受ける側の「安全配慮義務」が無視されている

行政機関でメンタルヘルス・ケアの労働相談を担当している職員も体調を崩しています。うつ病に罹患して休職したり、『燃え尽き《バーンアウト》』症候群（心因性うつ病の一種で仕事に集中していた者が、急に意欲を失う。情緒的感情）やＰＴＳＤ、出勤拒否になった職員も出ているという深刻な問題に直面しています。

ある行政機関の職員は、今は退職間近のベテラン相談員がいてカバーしてくれるから何とか持ちこたえているが、彼らが退職した後はギブアップだと言っています。数年後には相談を受ける職員がいなくなるという状況が生まれかねない危険性があります。

共通する問題に、各自治体が労働行政に対する予算削減を進める中で、相談員の非正規職員化が進んでいることが挙げられます。非正規職員の業務遂行能力上の問題ではなく、組織体制全体の問題として正規職員の負担が増え、やり繰りが難しくなっている状況にあります。どうしても長時間労働になり、業務にゆとりがなく、担当者同士の意見交換ができない、同僚に疲れが見えても、お互いに「ちょっと休んでこいや」が言えない状況だといいます。

しかし現在、行政機関・公務員に対する市民の監視、敵視はすさまじいものがあります。立場上、対応が悪いという苦情や時には暴力的な攻撃に反撃できず、冷静さを保たなければならない惻隠《そくいん》のストレスは計り知れないものがあります。ある相談員は、使命感と個人の頑張りで持っているが「自分自身がいつか爆発するかもしれない」と語っています。

民間の労働者による公務員批判の行為や発言を見たり聞いたりすると、同じ労働者同士が敵対していて誰が得するのかという思いに至ります。

まさしく相談を受ける側の労働環境は「安全配慮義務」が無視されています。

対人支援者のバーンアウト

対人援助に携わる人たちの心理的問題については、日本においても自衛官や消防士、看護師などの業務にはらまれる問題としてかなり前から検討・対策が進められてきています。

『労働の科学』二〇〇二年八月号に武井麻子さんの論文『感情労働と現代社会』が載っています。

「解離（自分が受け入れられない事態に遭遇した時など、無意識に拒否して自分を守る現象）や心的感覚麻痺は、やがて自分の統合性を失わせ、アイデンティティを危うくさせる。普通に感じるはずの、喜びや悲しみまで感じられなくなったり、自分がはたして何を感じているのかがわからなくなり、『感じるべき』感情を無理やり引き出そうと努力することになる。こうなると、『心からの思いやり』、『本物の気持ち』を理想とする看護師にとっては、今度は自己嫌悪と罪悪感との戦いとなる。仕事が嫌になり、意欲を失っていく。いわゆるバーンアウトはこうして進んでいく。うつや嗜癖、自暴自棄的行動や事故などの危険はすぐそこにある」。

川本隆史編『ケアの社会学』（有斐閣選書）にも武井さんの論文が載っています。

「『バーンアウト』は、もっぱら対人援助（ヒューマン・サービス）に携わる人々の心理的問題として登場したのであり、その中心となる『症状』は、共感をもって接すべきクライエントに対して『同情心や痛み』を感じられないばかりか、否定的にしか見られなくなるというものであった」

「弱い者、傷ついた人をみれば、即座に手を差し伸べようとする、それが人間というものである。ところが、バーンアウト状態になると、生まれつき誰しもが持っているはずの思いやりのこころが枯渇してしまうというのである。

その答えのヒントは『共感疲労』(Compassion fatigue)という言葉にある。看護師のバーンアウトに関する論文のなかで初めて紹介されたもので、文字通り、患者への共感や思いやりそのものが、看護師を心理的に疲弊させるというのである」

「こうした共感のもたらす痛みのメカニズムについては、心的外傷体験の研究を通して明らかになってきた。それは代理受傷あるいは代理性のトラウマ体験という言葉でも説明されている。心的外傷とは、衝撃的体験に遭遇して生き延びた人々＝生存者(患者・クライエントのほとんどはこうした人々である)の多くが負う心理的損傷であり、体験後に悪夢やフラッシュバック、さまざまな自律神経系の失調やうつ症状に悩まされるようになる。

代理受傷とは、心的外傷を受けた人々を救おうとする援助者、例えば救急隊員や消防士、救援ボランティア、セラピストなどが、その活動を通して心の傷を負う現象をいう。援助者に生存者に対するある種の同一化が生じ、結果として、生存者が体験している怒りや無力感、安全保障感の喪失、罪悪感、うつ感情などを援助者自身もまた同じように、あるいは生存者以上の強度で、体験することになる。これが代理受傷であり、二次的PTSDともよばれる状態である。

しかも、心的外傷は、人と人との基本的信頼関係を決定的に損なってしまう。そのため、生存者は援助しようとする人の真意にも疑心暗鬼となり、意識的・無意識的にそれが本物であるかどうかを試そうとするような行動をとる。援助者にしてみれば、一方的に要求された揚句に、感謝されるどころか、拒否されたり、恨まれたり、裏切られたりするようなことがしばしば起こるのである。こうして、援助者は情緒的な蓄えを使い果たしてしまう」

阪神淡路大震災の時、現地に駆け付けたボランティアに対して、帰りしなに「帰宅後の注意」を書いたチラシが配られました。阪神淡路大震災の時から、被災者だけでなく支援者の「心の問題」にも注意が向けられ始めました。その後、各地の被災地や大きな事件に際しては「心のケア」が言われますが、日常の中での理解はまだまだ浸透していません。

ストレスの原因は人間関係

では労働相談活動のなかで、相談を受ける側は具体的にどのようなことがストレスになっているのでしょうか。

トラブルの交渉・解決において労働組合・ユニオンが行使できる権限、手段には限界があります。そのことを相談者から理解されず、依存関係で「万能」を要求され、途中においてや結果として「無能」呼ばわりされると、信頼関係を築くのが難しくなります。

相談者が発する一方的主張、会社・上司や同僚に対する暴言や差別発言などを聞くことは、相談を受ける側の感情を傷つけます。相談を受ける側は、聞き置いたままだと自分の社会正義感、道徳観との乖離が拡大します。

相談者が「被害」を受けた認識をもっている場合はこだわりが強く、それ以外のことには考えが及ばないということがあります。問題点の整理を含めて、解決の方向性や合意点を探すことが難しい場合が多くあります。

相談内容には含まれていないが、生活面の不安が大きいこともあります。相談を受ける側はそのことを認識できても問題を共有できません。

相談者の精神疾患に罹患した原因が、過重労働、成果主義、職場での人間関係などによるストレスの混在という訴えの場合に、休息のアドバイスをすると拒否されることもあり、解決の方法がなくなります。

相談を受ける側が特にまいるのは、時間帯に関係ない電話・メールだと異口同音に言います。夜、深夜、早朝、土曜、日曜……、そして一日に何度も。相談者は、相談を受ける側が他の案件の対策も抱えている状況や個人としての生活を顧みません。相談を受ける側が、相談者に個人の電話番号を教えないのは「基本の基」ですが、ついつい教えてしまう人が多くいます。

そのような相談活動の中では、相談を受ける側も長時間労働になります。組織内での先輩、上司、同僚などに理解者不在の場合は特にそうです。

解決の困難性が拡大し、相談を受ける側のストレスも積り、体調も崩れていきます。労働相談を含む「対人援助業務を主とするヒューマンサービス従事者」の職場においては、労働環境整備の一環として対策が採られなければなりません。

感情労働とは

労働相談を労働という概念で捉えたとき、どう捉えられることができるでしょうか。

一九七〇年代から、アメリカでは「感情社会学」という分野が登場しました。日本には一九九五年頃にその概念が入ってきました。

二〇〇〇年、アーリー・ホックシールドの『管理される心――感情が商品になるとき』（世界思想社刊）が邦訳され、「感情労働（emotional labor）」という概念を日本に紹介し、問題を提起しました。筆者は「公的に観察可能な表情と身体的表現を作るために行なう感情の管理で、賃金と引き換えに売られ、したがって〈交換価値〉を有する」労働と定義しています。

具体例として、航空会社の客室乗務員の「笑顔」を上げています。客室乗務員は自分の感情を誘発したり抑圧したりしながら、搭乗客のなかに適切な精神状態を作り出すために自分の外見を維持しなければなりません。

そのために次のようなことをします。

笑顔は「その飛行機は墜落しないという自信、離着陸は時刻表どおりだという確約、歓迎と次回の利用への招待の気持ちを反映するように磨かれていく」。だから「感情労働は一般市場に投入されると商品のごとく振舞う。感情労働への需要は、その産業内の競争によって増大したり減少したりする」。

「飛行機の乗客は笑わないことを選択できるが、客室乗務員は笑わなくてはならないし、それだけでなくその笑顔の後ろに、ある種の温かさのようなものを醸し出すよう努めなくてはならない」。

そのために「感情規制」「感情管理」が私的行為でなく行なわれなければなりません。そして「客室乗務員が『問題のある』乗客に出会ったときのために、自己主張訓練コースが実施されている」。

自分が納得していない感情は統合性を失う

日本でも介護労働、医療看護労働、サービス業などの分野で「感情労働」という概念が登場しました。「肉体労働」、「頭脳労働」ではない労働を指し、職業上、笑顔、温かさ、優しさなどの適切な感情、そして不適切な感情が決められています。適切な感情を保つための感情ワークが重要な職務内容となっています。

感情労働は、感情が一方通行になることが多くあります。自分が納得していない「偽りの自分」の感情で労働をすることになり、感情が「疎外」されます。価値観の違う相手との対面、やりとりが行なわれない感情は、精神的な疲労、ストレスが増し、「感情麻痺」に陥ります。そして感情が枯渇します。

例えば営業における顧客の感情への迎合、へりくだり、作り笑顔、暴言への忍耐などはまさしくそうです。自己を抑えるだけでなく、時には自己を殺し、否定するに至ったりします。さらに帰社して理解のない上司からも同じことを繰り返されたりすると、自己の感情は統合性を失います。仕事が嫌になり、意欲を失います。

体調不良ではない相談者との相談活動は、お互い感情を剥き出しにし、ぶつけ合って時間をかけて論議を交わすと合意点を探し出せ、解決方向に向かうことができます。

しかし体調不良の相談者に対するときは、相談を受ける側が適切な感情を保つために、感情ワークが必要になります。

半数以上がケア・ハラを経験

介護労働の実態はどのようなものなのでしょうか。

『公衆衛生』二〇〇九年九月号は「弱者への暴力」を特集しています。そこに八戸大学篠崎良勝准教授の「介護サービスを利用する側から介護労働者への暴力」が載っています。

介護労働者（訪問介護員と施設介護職員）が利用者やその家族から身体的・精神的暴力や性的嫌がらせなど、さまざまなハラスメントを受けています。ハラスメントの経験は二〇〇七年で訪問介護員では五三・三％、施設介護職員では五四・八％が「あり」と回答しています。相手がどのような立場の人かという質問には、訪問介護員では利用者本人からが八七・五％、利用者の家族からが一二・五％、施設介護職員では利用者本人からが八二・五％、上司からが二七・五、同僚からが一二・五％となっています。

そこには二つの特徴があります。一つは、介護労働者の職域侵害にとどまらず、人権侵害にまでおよび、その結果、ハラスメントを受けた介護労働者の精神的ダメージが大きなものになっています。二つ目は、介護労働者の良心につけ込んでいるということだそうです。介護を必要とする人は一般的に社会的「弱者」といわれますが、利用者として社会的「強者」になり、介護労働者が社会的「弱者」

になっています。

このようなハラスメントを篠崎准教授は「ケア・ハラスメント」と呼んでいます。ケア・ハラスメントを定義づけると「介護労働者が自らの職務を遂行する過程において、その環境や他者からの言動によって受けた心理的ストレス、あるいは、介護労働者の人権や職域を侵害する環境や言動」です。

では具体的にどのようなハラスメントがあるのでしょうか。

利用者からのものとしては、身体的暴力として「殴る・蹴る・叩く・つねる」など、精神的暴力としては「なじる・脅す・馬鹿にする」などです。

また性的嫌がらせを受けたということでは、訪問介護員では四一・四％、施設介護職員では四四・二％が経験ありと回答しています。

篠崎准教授は、利用者の側の意識・態度からさまざまなケア・ハラスメントが誘発されていると考えた場合、ケア・ハラスメントを受けた介護労働者のメンタルヘルスケアと同時に、未然に防止するためにも、利用者側に対する消費者教育が今後ますます重要になってくる、利用者側に対する消費者教育の目的は、円滑な介護労働の提供とケア・ハラスメント被害による介護労働者の流出を無くすことである、と提案しています（ただし、ここで発表された数字について、経営者の方から実態とは違う、このような状況では職場は維持できないという意見を聞いたことがあります）。

営業は野蛮な『男の舞』が不可欠

営業は、商取引の一手段で、他社に対する自己の反応と自己に対する他者の反応の出会いとコミユニケーションです。
「いま職場に生じつつある仕事の変化の重要な側面のひとつは、『販売・営業』以外の職種の担務にもセールスの要素が加えられていることだと思う。『全員セールス』の時代といわれる。セールスは心労の多い仕事だ。……セールスはいわゆる単純労働ではないかもしれない。しかし総じて、じっくり考えてことを進める創造的な仕事でもないだろう。ここでの多くの場合、一定の商品知識と面接技術を把握した上では、なによりも売りを押し込む意欲と体力が要求される。ときにはファナティックに自己を鼓舞することができなければ続けられるものではない。有名な『地獄の特訓』は、内心忸怩《じくじ》とせずそうした『鼓舞』のできる戦士をつくる人間工学であろう。どんなハイテク商品も、それが顧客の手に渡るまでには、このような野蛮な『男の舞』が不可欠であるとされている。セールス労働には不適応になる人が多く、定着率がなかなか高まらないのも無理はない」（熊沢誠著『日本的経営の明暗』一九八九年・岩波書店刊）
これが現在の営業業務の実態です。

労働相談を受ける側の自己防衛術

立場、権限、役割の違いをはっきりと確認させる

スーパーバイザーと呼ばれる業務や労働者、組織などを監督、管理、指図する職務があります。

もともとは臨床心理士に対して定期的にアドバイス、サポートをするスーパー専門職のことを呼び、転じて「専門職をサポートする役職」のことを言うようになったのだといいます。それほど精神面への対応をする者は戸惑い、体調を崩してしまうことが多くあります。ましてや体調を崩している人との相談活動は誰にとっても難しく、ストレスが発生します。

多くの場合、労働相談を受ける側は、医者でも、弁護士でも、臨床心理士でもありません。相談者には立場、権限、役割の違いをはっきりと確認させる必要があります。そして必要に応じてそれらにつなげる必要があります。

しかし相談者が、労働問題に原因があって体調を崩した場合は、やはり労働問題としても解決しなければ治療につながりません。医者や臨床心理士、弁護士からユニオンに相談に行けとアドバイスを受けて来訪する相談者もいます。弁護士に相談をして法律論だけでは対処できない場合もそうです。

相談を受ける側が自己を維持するために

相談を受ける側は自己を維持するために、どのような対処方法が必要となるでしょうか。体験的なことからの注意点を整理します。

(1) 相談者に自分の価値観を押し付けていないか。相談活動の基礎は「聞く」こと。押し付けるほど、リバウンドが大きい。そもそも個々人で満足の内容、満足度は違う。解決に至っても「満足」を共有するのはむずかしい。

相談者は、不満、不安を聞いてもらっただけで、問題は部分的に解決している。

初めての相談者が、相談を受ける側の「思い」（ユニオン運動の理解、職場環境全体の問題）に意識が行くには、時間と問題の捉え方の飛躍が必要。

(2) 相談者の求める主観的「当然の要求」、「当然の解決」と、ユニオンの判断基準、問題整理において、合意点が見出せなくなることがある。

相談者は実利的要求をし、相談を受ける側の解決は、問題を客観的に整理して相談者の納得、満足のために努力する。しかし解決方向が違うことがある。

(3) 相談者と距離を置く。場合によっては突き放す。すべてを依存しようとする相談者もいるが、問題解決には相手がある。また、根本的原因の所在が複数の場合もある。

距離を持たない対応や「のめりこみ」は、「片思い」で「振られ」ることがある。

また事案がこじれた場合に、相談を受ける側に追及の矛先が向けられる危険性もある。解決しなかった責任が、相談を受ける側に転嫁されることもある。損害賠償請求訴訟を提起されたこともある。

相談活動は、方針、回答を出すことだけではない。どういう解決がいいかを一緒に探すことである。

(4) 自分の持ち時間・許容範囲を自覚する。

同じ相談者からの連続した相談は、予約訪問か事務所設置電話にする（頻繁な相談には居留守も使う）。携帯は教えない。相談者は相手のことを顧みずに思い立ったときにかけてきたり、会話が長時間に及んだりする。

現在、社員同士の会話がなく、すべての業務指示、情報がメールになっている会社が増えている。そのような会社で罹患者が増えている。メールは会話ではなく、一方通行の押し付け。なおかつ個人的なメール作成はどんどん感情がエスカレートしていく。

相談活動にメールは不向き。相談者の活字による正当化が理想といえる。

(5) 相談者は薬の影響によって集中力が欠如、冷静な判断が出来なくなっている場合がある。相談者が方針を強制されたと受け取ると解決はさらに困難になる。後に会話が成立していなかったと気が付く場合もある。

一方で、相談者は言葉の端々に敏感。会話の「幹」ではなくて「枝・葉」で不信感が発生することもある。重要なことはメモ用紙やホワイトボードに書いて示し、耳と目を集中させ、復唱して確認することが必要。会話のすべてに共通認識が持てたと捉えることはできない。

(6) 相談中は話を脱線させてはダメ。脱線すると話が最初からやり直しになり、長時間に及ぶ。集中すると問題点と解決の方向性を探しやすくなる。

(7) 相談者による上司などへの暴言を繰り返して聞いたり、黙って聞き続けることは相談を受ける側の感情を傷つける。相談者が人権を損なっている暴言は、きちんと指摘して批判することが必要。

(8) 相談者と相談を受ける側には相性があります。相談者が、自分と相性が悪いと判断したら他の担当者に変わってもらう。

お互い我慢をすることは、お互いにとっていいことではない。ましてや「心の病」を抱えている相談者にとって、さらなるストレスは決していいことではない。

同じ関係は主治医や臨床心理士についても言えます。

客室乗務員の自己主張訓練コース

『管理される心――感情が商品になるとき』は、客室乗務員がいやな客に怒りを感じた時、どう対処するのかという具体例をあげます。

問題が乗客の側にあると思われたとき、乗客の心情の理解に努めます。

「絶え間なく頼みごとをする乗客を、『飛行機の恐怖の犠牲者』と考えることができるかもしれない」と捉えてストレスを静めます。

「酔っぱらいを『ほんの子どものようなもの』と、認識し直すこともできるだろう」と認識し直します。

「私は、彼らの人生に何かトラウマ（精神的外傷体験）があったのだ、というふうに考えるように努めます。……なぜ彼らがそんなに混乱しているのかを考えていれば、自分のことや自分のフラストレーションから注意をそらすことができます。そうなれば、それほど怒りを感じることはないでしょう」。

乗客との距離を確認し、自分を大切にします。

「これらの予防策にもかかわらず怒りが吹き出してしまったら、そのときは深呼吸し、独り言を言い、『彼といっしょに家に帰る必要はないのだから』と自分に言い聞かせることが、感情を管理する方法として提案された」。

「もし、あなたが何も悪いことをしていないのに、お客様があなたにがみがみ言うことがあったら、その人が責めているのはあなた自身ではない、と思いなさい。……個人的なこととして受け取る必要はない」（職務上の自分と本当の自分を区別する）。

「『何が起こっても、お気持ちはわかります、って言うことになっているのよ』……客室乗務員たちの、このような共感の表現は、乗客に、自分たちは非難するべきところを間違え、怒りをぶつける相手を間違えた、ということを納得させるのに役立つ」

乗務員同士で抵抗力をつけ、緩衝役になります。

「客室乗務員は通常二人ひと組で仕事をしており、……この仕事がある部分で『感情トーン』の巡回興行であって、……友人との会話やからかい合い、冗談のとばし合いによって維持されているからである。事実、お互いにからかい合うことによって、客室乗務員たちは、人間関係に関わる重要な作業をしているのであり、……。同時に、自分自身が正常な精神状態にとどまっていられるように、冷やかし合う」（同僚との信頼関係、業務の理解が前提条件）。

このような対処方法の応用が、相談を受ける側にも必要になっています。

ストレス解消のために

相談活動にストレスは付きもので蓄積します。

では、解消方法はどのようにしたらいいでしょうか。

(1) 仕事である相談活動とプライベートは時間的・空間的に峻別し、頭の切り替えをします。残業をせざるを得ない場合にも職場で残業します。机の上はきれいにしてけじめをつけて帰ります。自宅では仕事をしない。電話、メールは公私の区別をつけます。

仕事は自分のペースを確保します。自分だけが相談を受ける能力を持っているわけではありません。繰り返し相談をしてくる人にはテンポを作って対応します。

(2) 仕事以外のやりがい、没頭できることを身につけ、自分のストレス解消法を自分で習得します。仕事関係以外の仲間を作ります。

趣味、特技、専門分野を持つ。特に身体を動かす趣味、特技がいい。

「感情労働」以外の「肉体労働」、「頭脳労働」の分野でやりがい、没頭できるものを持つ。それが自分流ストレス対処方法となり、相談活動におけるキャパシティーも広がります。

(3) 一日の労働の途中できちんと休憩をとり、心身ともに休ませます。

行政改革の名のもとに、雇用能力開発機構が所有していた保養所の「無駄」問題が取り上げられました。その世論の裏側で各会社、団体の福利厚生施設、休憩室などの縮小計画が進みました。現実問題として昼休みがない、くつろぐ場所がないという状況になっています。

相談を受ける側の労働者は、会社に改善させることをアドバイスしながら足元ではまったく行なわれていないという自己矛盾にあります。

自分一人が頑張り抜いたからといって一切が解決するわけではありません。

「疲労は『休め』のサイン」です。休息は長期に仕事に責任を持とうとするものの責務です。

(4) 同僚・仲間との繋がりをつくる。

相談は、新しい事案を含んでいたり、複合的だったりと個人の判断を躊躇させることもあります。相談案件はつねに担当者間では検証、検討されることが必要です。そうすると自分が行なったアドバイス、判断の確認・確信が安心感をもたらします。

それが難しい場合は、自分にとっての問題整理の相談者、意見交換者を職場の内外にこだわらなく確保しておく必要があります。医者や臨床心理士を含めてネットワークを作っておくといいです。

相談活動はストレスを伴います。相談が終了し、相談者が帰った職場は、相談を受ける労働者のものです。ストレスに関する認識を共有し合い、本来は、職場の雰囲気として「愚痴」をこぼせる雰囲気、憂さ晴らし、八つ当たりの相互ケアが出来る相手、開放感を味わうことの出来る職場環境を保証させなければなりません。

そのようにして「感情労働」の一方通行を解消する必要があります。ストレス発散はお互い持ちつ持たれつです。

これらのことは、相談者も、相談を受ける側もどのような職場環境を作るのかの課題となっています。お互いを尊重しあう人間関係をどう作り、どう保証させるかへの挑戦課題でもあります。そのなかで忘れてならないのは「人は人から傷つけられ、人によって癒される」という真実です。

第九章　私の叫びを私たちの叫びに

集団から個の労働運動に

「個人の問題なので労働組合は関与しない」

日々労働相談を受けていると、社内の労働組合は相談に乗ってくれなかった、という話をたくさん聞きます。

精神的な体調不良で業務遂行が困難になって、業務の軽減や部署異動を社内の労働組合に相談に行くと、「体調不良は個人の問題なので労働組合は関与しない」「病気についてはプライバシーの問題に関わるので取り扱わない」という理由で拒否されます。一つの職場で同じ問題が大勢に発生してもそうです。

理解ある労働組合といってもせいぜい、「組合もメンタルヘルスケアの取り組みとして『事業外資源によるケア』を確保しているのでそこを紹介します」とアドバイスする程度です。労使交渉での取り組みは、病気休暇期間の延長や賃金補塡などハード面の取り組みに限られています。

精神的な体調不良は、個人の問題なのでしょうか。

工事現場で足場が悪くて転倒した時、周囲の労働者は転倒した労働者個人の問題ではなく、安全管理の問題として取り組むはずです（残念ながら現在は、これも期待になっている）。

労働組合の不介入は、成果主義賃金制度の評価においてもいえます。「評価規定どおりの手続きが行なわれていない」「評価が恣意的だ、差別がある」と労働組合に相談しても「評価は個人の問題だから関与しない」「評価結果はプライバシーなので第三者は介入できない」と拒否されます。

しかし評価規定と評価内容は別のものです。評価規定は、賃金の変動に及ぶ就業規則の一部です。会社が公平性を欠き、規定を無視して恣意的に運用することは許されません。しかし労働組合は、規定どおりの履行を期待して、相談に行っても受け付けません。

では本当にプライバシーは守られ、労働者の能力は尊重されているのでしょうか。会社の逃げ口上でしかありません。

権利紛争の喪失

なぜ労働組合は精神疾患に罹患した組合員の問題に、取り組もうとしないのでしょうか。

「労働組合の活動がある程度社会的に承認されるようになると、資本主義の問題は次第に、労働者の待遇の問題に一元化される傾向を深めていった。それは、日本の戦後の労働組合運動を見てもわかる。労組は一貫して、賃上げ、労働時間の短縮、福利厚生の充実、労働強化に対する是正などを要求していた。その動きの中で、同時に追求しなければならなかったはずの、どんな労働をすることが人間の豊かさや幸せにつながるのか、という問いかけを忘れた。自分たちの仕事はどうあるべきか、という問いを忘却したのである」（内山節『戦争という仕事』）。

一九五〇年代からQC活動（一三頁参照）が導入されました。労働者の自主性を尊重するかのように言われましたが、班ごとの競争は熾烈さを増し、会社は競争結果を査定に取り入れました。熟練労働者は排除されました。会社に完全に取り込まれ、合理化推進の一端を担うものになっていきました。労働者にとっては、当初は〝喜び〟であったものが〝苦痛〟に変わり、サービス残業や過労死に至りました。査定では、サービス残業の諾否が〝やる気〟として人事考課の対象になりました。

それでも経済成長が続くなかで、降給がない査定制度はまだ不満があっても定着しました。

その後成果主義賃金制度が導入されましたが、人事制度においては評価ほど難しいものはありません。そもそも評価のための公平な〝秤〟が存在しません。そのため労働者から公平さを欠くと不満が出るのは必然的なことです。

かつて労働組合が取り組んだ賃上げ、労働時間の短縮、福利厚生の充実、労働強化に対する是正などを要求する集団的「利益紛争」は、使用者の個別分断政策を見過ごすし、労働者同士が「利益」（成果賃金）で対立する（させられている）ことや、競争する（させられている）ことを受け入れると難しくなりました。

労働者の安全・安心は「自己責任」？

労働組合は、利益紛争を展開する中で、権利紛争を後方に追いやっていました。

そして労働組合が利益紛争への取り組みが困難になってくると、権利闘争も〝アフターケア〟の対応になってしまいました。会社の人事政策が労働者の個人管理に移行している中で権利紛争の復活をさらに難しくしています。

労働者が安全に安心して働き続けるという期待は「自己責任」とされています。「プライバシー」の口実で守られない多勢の労働者の「権利侵害」は切実な問題です。

しかしある労働者は、労働組合委員長から個別の案件を取扱うと、組合全体の団結が維持できないと回答されたといいます。

会社の方針に不満を持っている労働者が、社会正義の砦と思っていた労働組合に期待できない、裏切られたと感じた時、不安感や不信感は募ります。その結果、安心感を求めて会社に対する忠誠心を高めたり、個人的に自己防衛の手段を探したりしています。

しかし社内の労働組合から、個別の案件は取り組まないと宣告された労働者が、個人加盟の労働組合に相談に行ったら、それだけで団結を乱したと処分を受けた例もあります。

中高年の男性労働者が追い込まれると社会問題化

雇用の流動化が進むと女性労働者の雇用は不安定になり、パート労働者が増えました。しかし男性社員も社会も、問題にはしませんでした。その後に男性労働者のリストラが始まると、雇用問題は社会問題化しました。

変形労働制や裁量労働制が、実際は労働時間の長時間化と生活の不規則を招き、女性労働者を職場から排除しました。しかし男性労働者も社会も問題にしませんでした。長時間労働の結果、男性労働者が過労死すると社会問題となりました。

男性大卒者が就職難になると、就職氷河期と呼ばれて社会問題になりました。それまでの大卒女性の就職難、〝金の卵〟〝銀の卵〟の転職、就職難は問題として取り上げられたことはありませんでした。自殺問題は、多くの中高年の男性労働者が自殺に追い込まれると社会問題化しました。

〝派遣村〟は、男性労働者が正規労働者を解雇されて派遣労働者になり、職と同時に住居を奪われた時、社会問題化しました。

雇用問題は、男性中高年労働者が困難な局面に追い込まれないと、社会問題化しません。その経過の中でマイノリティ、女性労働者は切り捨てられてきました。同時に正規労働者の労働組合は、総合的対応能力を失って交渉力が低下した組織となっていきました。

そして男性中高年労働者も社会から守られなくなった時、それまで機能していたつもりの労働組合の機能は停止してしまっていました。

同時に男性中高年労働者と社会による切り捨ての構造は、さまざまな格差を発生させてきました。切り捨ての構造は、また〝いじめ〟の社会的温床となって引き起こされています。

社内組合は往々にしてもうひとつの管理支配装置になっています。

労働組合は大きな転換を迫られています。

個性を抑えて集団的行為

労働者と使用者は、対等な立場で「雇用契約書」を締結しています。労使双方は、労働法規や就業規則を遵守する義務があります。しかし実態は対等ではありません。

今、多くの労働者は労働基準法や労働組合法の存在を知らなかったり、読んだ経験がありません。会社からの指示、通告はどんなものでも無条件に従わなければならないと思い込んでいる労働者も多くいます。その内容が人格否定や人権無視に至っている場合もです。

しかし周囲の労働者は見て見ぬ振りをしています。

電通裁判の時、労働組合が遺族からの支援要請に対して「中立を守る」と言って拒否したようなことは、残念ながら珍しいことではありません。

「多くの日本人のうちには、ほとんど軍隊的ともいうべき従順さと服従の精神がある。それを見るたびに、わたしはおどろいてしまう。この順応主義はあきらかに日本人がうけた教育の成果である。すなわち、個性をのばそうとせず、青少年が自分自身の良心や判断力にしたがうのを許さない教育の力がそこにある」（アンドレ・レノレ著『出る杭はうたれる　フランス人労働司祭の日本人論』岩波現代文庫）。

違法・不当行為指示への同意、個性を抑えた集団的行為の強制は、外国人から見たら奇異にしか映りません。

集団の団結から個の団結へ

ヨーロッパではパワハラを法律で規制

ヨーロッパでは、一九八〇年代から職場のハラスメントの問題が生起しましたが、一九九〇年代から社会的問題として取り組まれ、法制化が進みました。

ドイツでは、統合の後、西ドイツ出身の労働者が東ドイツ出身の労働者を〝いじめ〟ました。労働の捉え方が違っていたのです。ナチス問題や移民問題で人権感覚が鋭い労働者が声を挙げて取り組みが行なわれました。

フランスでは、韓国からの移民労働者に対する差別問題をきっかけに、ハラスメントが社会問題となりました。精神科医や議員が取り組みを開始し、二〇〇二年一月、「モラルハラスメント」法規制を含む「労使関係現代化法」を制定させました。その取り組みの中心となった精神科医のマリー＝フランス・イルゴイエンヌの著書『モラルハラスメントが人も会社もダメにする』（紀伊國屋書店刊）はベストセラーになりました。

イギリスやカナダでも職場でのパワーハラスメントを禁止する法律が制定されています。

労組の対応が早いフランス

この間のフランスにおける職場のメンタルヘルス問題が、『公衆衛生』二〇一〇年一月号から三回にわたって「プシコソシオ問題（職場のメンタルヘルス）で闘いを開始したフランス」というタイトルで報告されています。

フランスのルノーでは二〇〇四年九月に労働者が自殺しました。その後も自殺が相次ぎます。

二〇〇六年十月には、過労と低い評価を受けたことを苦にした労働者が、建物の五階から同僚たちをめがけ飛び降り自殺をしました。労働総同盟（ＣＧＴ）はただ事ではないと認識して行動を呼びかけ、構内で一〇〇〇人で集会を持ちます。しかし他労組は慎重論を取りました。「もっとも、CGTテクノサントル・ルノーのパトリック・ギベール副書記長は、『実を言えばCGT内でも、当初は意見が真っ二つに分かれ、大激論になった』と告白する。〝自殺など弱い者がすることだ〟という偏見や、〝闘う労働者として考えたくもない〟という一種の嫌悪感、〝個人的では〟という期待と疑惑等が、絡み合っていたようだ。『だが、激論と研究を重ねるうち、これは企業指導部の〝労働オーガナイズ〟そのものに起因するという結論に達した。特に遺族を支える必要が生まれ、寄り添ううち、けっして放置してはならない重大な問題なのだと痛感するようになった』という。

こうしてCGTは、個別面談（個人成果査定）後の〝涙の発作〟、睡眠障害、鬱、鎮静剤服用などが蔓延していることを指摘し、にもかかわらずこれらが『労災とされていない』『ルノーでは、ストレスマネージメントが当たり前のマネージメント手法になってしまっている』と糾弾、『従業員全体にかけられたプレッシャーが、同僚間の連帯や対話を弱体化させ、孤立、孤独感、恐怖、失望を生み出している』と分析して闘いを呼び掛けた」

このようにして、メンタルヘルス問題に労働組合の役割が決定的に重要であることが判明し、短期間に労組が真正面から取り組むことになりました。

フランス・テレコムでは、二〇〇八年二月から二〇〇九年十月までに、二五人の自殺者を出すに至りました。原因は、会社がモビリテ（可動性、流動性）を強力推進したことにありました。

同社が行なったモビリテは、従業員を異動・転勤・出向させ、新ポストにつけることでモチベーションや競争心理を刺激するマネージメント手法とされ、競争力アップにつながる鍵としてもてはやされてきました。

しかし実際は人員削減とリストラに利用され、多くの場合は従業員を辞職・転職・解雇に追い込むための、ステータス格下げを伴うものでした。

過労死の問題では、「従業員の健康の権利は、他のすべての権利に優先する。この基本理念に立てば、それを侵害した雇用者は、許されない過ちを犯したことになる」という主張が裁判所から認められつつあります。

二十数人の自殺者がでた時点で、労働組合や労働医（日本の産業医）の激しい抗議行動と世論の批判で、モビリテ見直し論が一気に噴出し、二〇〇九年末まで、予定したすべてのリストラは中止されました。日本とは大きな違いです。

権利紛争の復活を

「労働組合がたえずいだいていた自負は、自分たちこそが社会正義を体現していて、自分たちは社会の進歩を推進していく勢力だ、ということであった。……今日では、労働組合の軸に置かれていた思想自体が動揺にさらされているのである。だから新しい基軸になる思想をつくりださないかぎり、労働組合が社会変革の大きな勢力として再生されることはないだろう。そして、労働組合と同じような矛盾のなかに、私たちの労働の世界も置かれている。なぜなら、どのような思想で自分たちの労働を考えたらよいかは、現在の私たち自身の課題でもあるのだから」（内山節『戦争という仕事』）。

ではは労働組合の再生は、どのように摸索することができるのでしょうか。

労働者の働き辛さは、状態は違うが「勝ち組」にも「負け組」にも、正規雇用にも非正規雇用にも全てにおいて増しています。それぞれの立場で権利や生命までが奪われています。

労働者は、個人として評価の不透明、業績不振、人間関係、パワハラ（いじめ）が複合的に連鎖する労働条件下におかれています。そのなかで精神疾患に罹患し、メンタルヘルスケアが必要になっています。

労働者の権利は会社内だけ、部署だけでは守られません。自分たちの働き方をもう一度検証しなければなりません。

会社のルールと「仕事のやりやすさ、やりにくさ」は違います。

労働組合の大切さは、労働者は労働現場での「仕事のやりやすさ、やりにくさ」を知っているので、そこから提案、要求ができることです。労働組合が風通しがよく、柔軟性があればそれを取り上げることになります。

労働条件の改善は、人間性の回復を含めた権利紛争として対応されなければなりません。そして権利を主張する一人ひとりの労働運動から権利紛争を復活させなければなりません。

「私の叫び」を「私たちの叫び」に

労働者の共通の課題は、どのようなものがあるでしょうか。

みんなが安心して長期に、安全に働ける職場環境とはどのような状況か。どんな労働をすることが労働者の豊かさや幸せにつながるのか。自分の仕事は社会に有用か。誰のための会社か。労働者として仕事に自信とプライドを持てるか。課題はたくさんあります。

本来、人間が持っている価値観は、不公平・不平等、モラルダウン、人間同士のいがみ合いを受け入れません。

「一人でも加入できる労働組合」である個人加盟のユニオンは、労働組合法に沿った〝戦術〟です。しかしそれだけではなく、「一人を大切にする労働組合」のポリシーを持っています。一人ひとりの価値観が違うことを確認しながら、「私の叫び」を「私たちの叫び」に、「私の主張」を「私たちの主張」に、「私の要求」を「私たちの要求」に意識を共有し、共通の課題を組織していくことに挑戦しています。

では、どのような労働組合に作り変えていく必要があるのでしょうか。

労働組合は、会社から自立した（独立した）、秩序ある組織（＝ユニオン）でなければなりません。自立（独立）とは、「あなたが会社のことを思っているほど、会社はあなたのことを思っていないよ」という客観的視野をもつ「会社人間」から「社会人間」への意識変革です。秩序とは、「私が嫌なことはみんなも嫌なはず。私が大変なことはみんなも大変なはず」という思いやりのある「はず」の意識の共有です。

「私は好かれたい、愛されたい、自信をもって生きてゆきたいと切望している。あなたもそうでしょう」の思いは、本来人間が持っている価値観です。

だから、本物の「スタッフによるケア」は「一人を救う医者よりも一〇人の予防する職場の仲間」なのです。労働組合にこのような意識が存在したら、「プライバシー」を口実にした拒否はありえないはずです。

労働組合は、自立した個の結合集団でなければなりません。そしてそれが強さです。

「共感」「理解」「解決にむけての行動」を共有する

自立した、秩序ある組織の労働者は自分たちで、人権、倫理、道徳の「対案」を会社に要求、社会へ要求することができます。

人権とは、安全、安心して働ける権利。人格が認められ、差別のない働き方、処遇です。「権利のための闘争」の保障です。

倫理とは、「お金を儲けることは悪いことですか」の問いに「労働者を差別して、踏み台にしてお金を儲けることとは悪い。そのために生死の境に追いやられているものもいる。私はそうしない。私はそのような社会を変えたい」という認識と行動です。

道徳とは、「人間の破局」の現実から目をそむけないで行動することです。

その中から「共感」「理解」「解決にむけての行動」を共有することができます。

ヨーロッパにおいて社会運動として展開したパワハラ防止、人権獲得の闘争も、このような視点から展開されました。

日本でもこの可能性は、すでに派遣村から見出すことができます。

格差社会の中で「自助努力」では生存権も保障されない労働者の存在を知った時、人権を脅かされている労働者を見た時、「ともに生きよう」とたくさんのボランティアが駆けつけました。物資支援、カンパ、支援メッセージの中には平等、公平、人権回復の思いが込められていました。

労働組合を結成して仲間を守る

ある警備会社の現場は、親会社からの天下りとプロパーの確執がありました。

一人のプロパー労働者は、遠隔地に長期出張させられると職場環境の変化から「躁《そう》状態」になり、元の職場に戻されました。仲間たちが面倒を見ていましたが、会社は改めて配転命令を出してきました。仲間たちは「俺たちが面倒を見ているから何とか元気に仕事をしている。配転になったらまた病気がぶり返す」と抗議しました。

会社は「権限のない者が横から口出しするな」と抗議を聞き入れず、抗議した仲間にも配転を通告してきました。そうして通常の愉快・爽快ではない状態の「躁状態」であった労働者は、今度は通常の憂鬱《ゆううつ》、抑鬱《よくうつ》を越えた状態の「鬱《うつ》状態」で休職に入ることになりました。

仲間たちは鬱状態の労働者を守る方法がないか、会社ときちんと話し合いをできる方法はないかとユニオンに相談に来ました。その結果「一緒に労働組合を作って、『組合員の処遇の問題』を協議事項にして交渉を持とう」という結論に至り、労働組合を結成しました。

交渉の中で「鬱状態」の労働者は安心感を回復、「復職可能」となりました。抗議した者の配転拒否も認められました。

「俺たちが面倒を見る」方針は、会社から人事上の決定権を奪い、組合全体で労働条件改善闘争を継続して行なっていくことに繋がりました。

交渉の成果として「行動規定」を制定

会社は、体調不良の社員を退職に追い込み、それで解決・事足れりで済ませていることが多くあります。しかし、ハインリッヒの法則「一対二九対三〇〇の法則」の現状があり、『社員の病は会社の病』の事実があります。この「病」をどう治療するか。

ある会社は、交渉を経るなかでユニオンからの提案を受け、就業規則の付則として行動規定を制定しました。会社は争議を経験する中で教訓を得たのです。

ある会社の「オープンドアポリシー」は次のように謳っています。

「あらゆる語りの差別的嫌がらせを含めて、不当な差別は一切あってはならない。例えば、意図的であれ結果的であれ、同僚社員の仕事を不当に妨害する行為や、またその社員に威嚇的、敵対的、攻撃的な環境を職場の中に作り出すような行為は、禁止される。嫌がらせにはさまざまな形があり、言葉によるもの（人種や性別による侮辱、性的嫌がらせ、倫理にからむジョーク、名誉を損なうもの、中傷など）、身体への不快な接触（不要に触ったり、暴力をふるったりすることなど）、その他人を攻撃するような行為が含まれる」。

そして「このような行為を目撃したり被害にあったり、あるいは行為に曝される恐れがあると考える場合は、……だれがそのような状況を作り出していようと報告を躊躇してその情況が続くことを容認してはいけません」

このような規定が存在する会社では、だれでもトラブルに遭遇したら規定に添って交渉が行なえることになります。判断のあいまいさが出てきた場合は、具体的活用と解決の中で規則を補充し、活用しやすくしていけばいいのです。

対処する手段があるということでは労働者の日常的安心感が違います。

職場環境の改善についての交渉を身近で見聞きすると、労働者は職場環境改善は与えられるものではなく、協議して勝ち取るものであることを実感できるきっかけにもなります。

「労働力は商品ではない」

一九四四年のＩＬＯの「フィラデルフィア宣言」は、「労働力は商品ではない」と労働者の尊厳を宣言しました。この宣言は、賃金のダンピングが進み、労働者を貧困に落としこめたことが戦争を招いたという教訓から出されたものです。

グローバル化がすすむなかで「富の分配・再分配」が　地球規模、地域間、一国内、労働者間で広がり、格差は複合的になりました。格差拡大はさまざまな衝突を招きます。

人格保障、生きる権利の要求、格差の是正、生活権の回復を社会的運動として構築していかなければなりません。

もう一度、労働者・生活者の観点から労働と労働者の運動を捉え直さなければなりません。そして置かれている状況を相互理解しながら「人の尊厳を大切にする労働」＝ディーセント・ワークを共同で要求しなければなりません。

第一〇章　メンタルヘルス・ケアの課題

使用者の責任

メンタルヘルス・ケアに対する取り組み現状

本来、「就業環境整備義務」や「安全配慮義務」は使用者の義務です。使用者が責任をもって取り組み、主導しなければなりません。

しかし日本では労働組合が要求してもなかなか対策は進んでいません。

日本のメンタルヘルス・ケアはヨーロッパと比べるとかなり遅れています。

この遅れは、いわゆる「戦後補償問題」への取り組みの遅れと同一のものです。個人の被害が顧みられません。国家による戦争責任の放棄が、新たな社会問題への責任ある対応を放置させているといえます。

その原因には、ヨーロッパとの社会保障制度の違いがあります。

日本の「終身雇用制度」は、労働者の福祉、福利政策が企業のかなりの負担になっています。また労働者の意識も〝縦型社会〟で企業に従属し、企業内組合の意識も支配しています。意識が会社から離れない「会社人間」は文句を言わないし、言えないで我慢をします。会社は、そのことが問題として発覚することを恐れて隠蔽に走らせます。

そのような中でもメンタルヘルスケアの取り組みは少しずつでも進みつつあります。マスコミ等が取り上げて問題を指摘することが多くなると（残念ながら労働組合ではない）、以前と比べて労働者が職場で体調不調を訴えやすくなりました。相談者も重傷者から軽症者が多くなっています。しかし数は増えたままです。

精神科医やカウンセラーから「私だけでは治らないので個人加盟の労働組合があるので探して相談に行きなさい」「労働環境に問題があると思いますが、労働組合に相談してその解決をしないと治りません」とアドバイスを受けてくる相談者もいます。

実際の労働現場の改善についての対応は、精神科の医者やカウンセラーもギブアップしています。主治医は、職場環境が原因で罹患した労働者を、職場環境改善抜きで回復させることはできません。産業医が実際にはそこまで権限を付与されている会社は多くありません。

会社との交渉の中から伺えることは、取組みを進めている会社と無関心な会社とは大きな温度差があります。さらに取り組んでいる会社でも、マニュアル通りの会社と独自に取り組んでいる会社があります。マニュアル通りの会社は、仮に裁判を起こされても責任回避できることを主眼に置いています。

交渉で「うちは精神科の医者、外部のカウンセラー等と契約しているのでそこに行かせます」と自慢げに言われると、逆に会社としては具体的取組みを放棄していると受け止めざるをえなくなります。

保健師等の健闘で成功例

一方、真剣に取り組んでいる会社もたくさん出てきています。かつては職場環境が悪いということで有名だった会社の看護師が、取り組みが評価され厚生労働省の検討会の委員に就任したりしています。

厚生労働省の「メンタルヘルス対策の目標と取り組み」は「心の健康保持・増進」を第一次予防、「不適応の防止と適応援助」を第二次予防、「再発防止」を第三次予防と位置づけています。

この会社は、第三次予防に重点をおいて取り組んでいると報告しました。第三次予防の職場復帰の援助と再発防止に向けた職場環境の改善は、実際には第一次予防、第二次予防を兼ねます。体調を崩してしまった復職者の再発防止のための意見、要望を受けとめての職場環境の改善が、社員全体の健康保持・増進の条件だからです。そこでは看護師が専門職として重要な役割を果たしました。

予防対策を社外の資源に依存しすぎると、社内の〝空気が読めない〟で社員の実感する要望が理解できなくなります。

会社における社員の健康保持のためには、産業医よりも保健師等の健闘が大きいようです。労働者の側の近づきやすさ、専門性によるアドバイス、労働条件の掌握などを含めた対応は非常勤の産業医とは比べ物になりません。保健師の処遇や身分、権限等の保障は当然のことです。

会社においてもトラブルが発生した時、外部に委ねるのではなく、受け入れて解決力を探り、対処方法を身に付けることが後のトラブル防止に繋がります。

「うちは精神科の医者、外部のカウンセラー等と契約しているのでそこに行かせます」という対応は、川に高い堤防を築いて数時間後に海に流すことと同じです。職場環境は潤いがなく〝乾燥〟し続けます。

会社のメンタルヘルスケア研修会の実態

二〇〇〇年八月、「電通過労自殺裁判」は差戻しの高裁で勝利的和解が成立しました。一億四千万円の和解金とマスコミは報じました。

この後、会社はメンタルヘルスケア対策研修会を開催しました。

研修会は、損害賠償訴訟を提訴されても負けないための内容で共通したものでした。

新聞記事を示して損害賠償訴訟の賠償金の額を取り上げます。続いて「心の健康づくりのための指針」による「セルフケア」「ラインによるケア」「産業保健スタッフによるケア」「事業外資源によるケア」の四つのケアの説明です。

そして管理職に対しては部下の動向をチェックして記録に残して置くようにとアドバイスします。裁判を提訴された場合、会社の責任回避のためのアリバイ作りです。

最近の研修会は、裁判判例の検討が中心になっています。このような姿勢では、労働者の側に立った本質的解決には至りません。

会社が行なわなければならない基本的対策は、まず職場環境の改善、そして体調不良者の早期発見と受け入れ体制の確立です。そのための社員からの意見・要望の聞き取りです。

会社のリスク

有給休暇を取得することに渋い顔をし、育児休職、介護休職に対してさえ昇給停止や退職勧奨をほのめかす会社もあります。しかし傷病休暇に対してはみな「歓迎」します。

会社にとって体調不良の社員、病休者・休職者を出すことは、本当はリスク管理の観点からも放置できない課題で、対応によってリスクを縮めることができます。

放置することは人件費（社会保険料の負担分を含む）の観点からももったいないことです。労災認定になったなら会社の掛け金も増額します。

労災認定に至らない場合でも健保組合から傷病手当が給付されますが、現在八割の健保組合が赤字になっています。社内健保の場合は補助・援助が大きくなります。

本来の賃金と労災支給額や傷病手当との差額を会社が独自に補塡する制度がある場合もありますが、互助会負担、福利厚生費が増大します。

対応遅れによる本当のリスクはどれくらい？

会社のリスクについて、厚生労働省は調査をしていないのか、していても公表しません。

最近の健保組合の広報は予算・決算の項目がわかりにくくなっています。傷病休暇・給付について、症状ごとの内訳を公表している健保組合はほとんどありません。

労災についても同じです。労働損失日までは公表していますが、それ以上の具体的数字は公表していません。

健保組合の予算・決算の項目のわかりにくさは、対策の取り組みの遅さを外部に隠すことを目的にわざとそうしている節がありますが、だとするならば外部だけでなく内部・労働者に隠しているのです。そのことが対応を遅らせているのです。

ある健保組合の状況です。

傷病手当金支給金額の推移

二〇〇五年　三〇二五件　　七億二三八七万七〇九七円
二〇〇四年　三一四二件　　七億二九〇一万八八六三円
二〇〇三年　二八三九件　　六億三八八七万四一三七円
二〇〇二年　二三八六件　　五億四二二六万六八〇三円
二〇〇一年　二三六五件　　五億〇二六〇万八七二二円

この業界は、合併が進み組合員数は減少を続けています。この間、特別に社会的問題となる労災事故等は起きていません。

そのなかで二〇〇一年と二〇〇四年を比較すると、件数で一・三二倍、支給額は一・四五倍になっています。支給額は　二〇〇一年は平均二一万二五一九円、二〇〇五年は二三万九二九八円です。

傷病手当を受給している労働者の疾病ごとの分類は、明らかにされていません。しかし、精神疾患による支給者は相当な割合だと思われます。実に深刻な問題です。

大きなリスク

しかしリスクは金額だけではありません。

休職者が多くては職場の士気が上がりません。次は自分かという不安が生じます。

労働安全衛生が良好であれば、企業レベルでも国レベルでも生産性は向上します。イギリスの労働安全衛生機関で三者構成の『安全衛生庁』の調査によると、安全衛生に取り組んだ主な企業二〇社で生産性の向上が見られたということです。調査結果を以下にまとめておきます。

安全衛生とビジネス上の利益――イギリス安全衛生庁の事例研究

労働災害や不健康を防止するための積極策を講じることによって、一年もしくは数年にわたってビジネス上いくつかの利益が得られた。例えば、

・欠勤率が大幅に下がった
・生産性が向上した
・工場が良好にメンテナンスされるため、相当額の節約ができた
・損害賠償や保険金支払いが大幅に減額した
・顧客や請負業者との関係が改善されて、企業イメージや評判が高まった
・契約予備審査の点数が高くなった

・仕事に対する士気、意欲、集中力が増して、労働者の幸福感が高まった
・労働者の定着率が高まった」
（『安全で健康な職場　ディーセント・ワークを現実にする』（二〇〇七年　ＩＬＯ発行より）。

トップから変わるのが一番早い解決策

ある施設での話です。

過重労働ということもあり、専門職の現場スタッフと事務管理部門スタッフとの関係がいい状況とは言えませんでした。専門職スタッフは専門・プロ意識の自己判断で業務を遂行しています。管理部門スタッフは、現場スタッフの労働時間の管理などで人件費削減の業務もしなければなりません。現場スタッフは管理部門スタッフに仕事の中身も知らないくせにと反論します。

理事会と管理職は対策を検討しました。

その結果、まず自分らが変わろうという結論になりました。まず理事会と管理職が、双方の仕事を理解し、職員に優しく接しようということを決めました。

しばらくするとスタッフ全体が誰に対しても丁寧に接するようになっていました。人間関係が作られ、業務上のミス、クレームも減っていきました。

「問題があると思ったときはトップから変わるのが一番早い解決策」

これが理事会と管理職の実感です。

実態解明の遅れ

精神疾患に罹患した労働者の実態は不明

労働問題において、さまざまな国際労働統計が行なわれています。労働者の労働実態についても労働損失日、機会損失額、生産量の年間喪失高などが発表されています。各国の政府と使用者は経済的損失を減少させるために労働者と協議を進めます。

日本でも、例えばストライキ突入の場合には、労働組合は労働基準監督署への届出を義務付け、「労働争議損失日数」を集約しています。

しかし、これまでこの視点から、労働者が精神疾患に罹患することによって損失した日数は統計の対象にされていません。届出を義務付けたら深刻な数字が発表され、経済的損失額は膨大になるはずです。日本以外ではかなり前から発表されています。

結局、日本において「労働争議損失日数」は、治安管理上の動向調査資料としか捉えられず、経済損失は国家的、社会的ではなく一会社の損失としてしか捉えられませんでした。その理由に、日本では社会保障、福祉政策が企業に依存していたということもあります。だから精神疾患に罹患することによって損失した日数と経済損失も一会社の損失としてしか捉えてこなかったのです。

政府は責任を取ろうとしません。会社としては損失した日数と経済損失を公表することは労働安全衛生管理対策の立ち遅れを認めることになります。この政府と会社のもたれ合いが、労働安全衛生管理政策を遅らせていることになってきたのです。

経済的損失額は約二・七兆円

労働者の健康問題を労働者の生命、健康が奪われたという観点からではなく、生産性における経済的リスク管理の観点から捉えるのは本質が見えなくなる危険性があり、本末転倒です。しかし政府や会社に対して具体的危機感を持たせ改善に取り組ませるにはかなりの有効性があります。

二〇〇九年九月七日、自殺やうつ病での失業などによる二〇〇九年の経済的損失額の調査結果が初めて厚生労働省から発表されました。約二・七兆円です。現在押し進められている行政改革の〝無駄〟をなくすという視点では長期的〝無駄〟そのものです。

その内訳は、自殺による生涯所得の損失額一兆九〇二八億円、うつ病による生活保護の支給額三〇四六億円、うつ病の医療費二九七一億円、うつ病で休業したことによる賃金所得の損失額一〇九四億円、うつ病での自殺や休業で支給された労災補償給付額四五六億円、うつ病による求職者給付一八七億円となっています。

実際にはもっと大きいと思われます。うつ病で休業したことによる賃金所得の損失額一〇九四億円は少なすぎるように思われます。

これをきっかけとして政府と会社の、積極的取り組みを期待したいと思います。

「よろけ撲滅は社長がやらねばならぬ仕事ではないか」

終戦直後の一九四六年六月八日、古河鉱山がある栃木県足尾町で食糧難打開を主目的とした鉱山復興町民大会が開催されました。大会には足尾同盟会（後の足尾鉱山労働組合）などの労働組合が参加しました。鉱山の機械夫だった蘇原松次郎さんが発言しました。

「日本建設にはまず、地下資源を開発することだ。そのために第一に〈よろけ〉（珪肺）のない職場をつくることだ。第二に罹患者や家族に対して、完全な国家補償が必要である。鉱山に働く労働者が安心して働ける社会をつくることが、敗戦日本を立ち直らせる近道である」

蘇原さんは本社社長から呼びつけられた。馘を覚悟した。同行した足尾同盟会の生田龍作会長が社長にいった。

「何を馬鹿なことをいう。よろけ撲滅は労働者がやるのではなく社長がやらねばならぬ仕事ではないか」

蘇原さんは事なきをえました。

〈よろけ〉撲滅の訴えの波紋はまず金属鉱山の労働組合に広がり、翌年、全日本金属鉱山労働組合連合会は珪肺対策と特別法制定を運動目標にかかげました。

企業も取り組みを始め、四八年、労使共同で結成した全国金属鉱山復興会議の中に珪肺対策協議会を発足させました。

行政も四九年、栃木県高徳町（現在の藤原町）に珪肺療養所（後の珪肺労災病院）を創設、珪肺患者の管理措置基準を決めた「珪肺措置要項」を制定しました。

珪肺対策協議会はその後、労働大臣の諮問機関の珪肺対策審議会に転身し、審議会の答申は珪肺にとどめず、塵肺にもおよんだのです。

このような中で五五年三月「塵肺法」、七月「珪肺等特別保護法」を制定させました。

塵肺法は労災保険法も改定させ、珪肺の認定を受けた罹患者は厚生年金と労災障害年金の両方の支給を受けることができるようになりました。

現在も労働者の困難はつづく

現在増加している職場における精神疾患の罹患者の問題においても、六十年前の蘇原さんの発言の〈よろけ〉を「精神疾患」に代えた認識が必要です。

しかし塵肺問題で企業が責任を認めたのは、足尾同盟会が要求を出してから五十年以上も過ぎたつい最近です。

日本における労災認定と企業の謝罪はそれほどまでに時間をかけないと前進しないのです。労働者にとって身体を蝕まれながらの労災申請は現在も本当に困難がともないます。

なおかつ押さえておかなければならないのは、この間の労災認定、裁判での損害賠償の認定は、労働者・労働組合ではなく、遺族の闘いによることが大きいということです。電通事件、しかりです。

しかし労働者の健康問題で、これ以上の我慢はできません。政府に対する対応策の促進の働きかけを強化していかなければなりません。

おわりに

「メンタルヘルス・ケア研究会」は二〇〇四年に東京管理職ユニオンが呼びかけ、労働組合・ユニオンの相談を受ける側、相談をする側双方の組合員や関心を持つ人たちが参加して続けられてきました。これまで七十数回開催しています。

本書で特に断りのないユニオンは東京管理職ユニオンを指します。

本書に引用が多いのは、その方がこれまでに活用したテキストや資料、講演内容を紹介するとともにどのような研究会だったのかがわかってもらえると思ったからです。どの本も一読をお勧めします。特に面白かったのは、産業医である荒井千暁医師の著書『職場はなぜ壊れるのか―産業医が見た人間関係の病理―』（ちくま新書）でした。一章ごとに検討しました。ここまで労働現場を熟知した産業医がいて、権限が与えられている会社の労働者は安心です。このほかにも特別引用先を示さなかった資料もたくさんあります。

成功例や対策を海外からも探しました。しかしあまりありませんでした。

その中でも『朝日新聞』は二〇〇九年十一月十七日から三回に渡って「欧州の安心　心を癒やす」

というタイトルでヨーロッパの〝心の病〟による休職者の問題を取り上げました。各国とも休職者の問題は深刻になっています。

イギリスでは、就労不能給付金の支出などの心の病による損失は、年間一二〇億ポンド（約一兆八〇〇〇億円）に上ると試算されています。これを「国の損失」と捉え対策を採っています（日本には年間九五〇〇億円の機会損失とする推計データがあります）。

オランダでは、従業員の最長二年間の休職中、雇用主が給料の七〇％以上を支払います。休職後も復職できない人は障害給付金の支給対象になりますが、復職に向けた雇用主の努力が不十分と判断された場合は障害給付金の支給を最長一年間遅らされ、従業員の取り組みが足りないと判断された場合は給付金が減額される制度になっています。そのため雇用主も経済的メリットから復職に取り組んでいるということです。

デンマークでは労働人口約三三〇万人に対して一年間の休職者が約一四万人を数えました。そのうち三分の一は職場環境が原因と言われます。職場環境は心理面だけでなく安全面や騒音なども対象となり、心理面では職場の暴力、仕事の量、夜勤体制などを評価対象にしています。査察官が抜き打ちで事業所の職場環境を査察し「スマイリーマーク」で格付けをして公表します。

このように、各国政府は社会的問題として捉え、何らかの方法で積極的に解決に向けて取り組んでいます。個人の問題と捉えられている日本とは大きく違います。

『公衆衛生』は二〇一〇年一月号から三回連載でフランスのメンタルヘルスケア問題が紹介されています。一回目は過労自殺の問題、第二回はルノーの労働実態の報告です。

経済のグローバル化は、労働者の健康悪化もグローバル化させています。過労死は日本が輸出したのです。

日本においては〝いじめ〟、パワハラのガイドライン制定と規制のための法律の制定を早急に実現させなければなりません。


本書は、メンタルヘルス・ケア研究会がこれまで二二号発行してきたパンフレット『働く仲間たちへの「心」からのラブレター』や、毎年開催されているコミュニティーユニオン全国交流集会のメンタルヘルス分科会に出された資料を中心にして編集したパンフレット『労働者のための　メンタルヘルス・ケア相談マニュアル』の入手希望が多かったので加筆修正をし、出版に至ったものです。

本書が他の関連本と違うのは、厚生労働省の指針や通達を解説するのではなく、どのように運用したら成功させることができるか、このように実行したらうまくいったという実践を中心にしているということです。

また、労働者の心の健康は医者だけでは保持できません。仲間が必要です。そのための労働組合の役割を探りました。

今、会社の完全管理の問題は裁判対策の視点になっています。ギリギリまで危険を容認し、まだ違法ではないと主張します。しかし本当の安全対策には〝ゆとり〟が必要です。労働者が会社にどのような主張をして自分を守るのか。声を上げなければ守れないと繰り返し提起しました。

研究会のことをどこかで聞き付けた労働組合から、相談の受け方や対策の相談を受けたこともあります。時には使用者側から社内の対策についての相談もありました。

どこでもメンタルヘルス・ケアの対応は失敗例の方が多いのです。その失敗をどう次の成功に転化させるかの悪戦苦闘の共有が解決策を探りだすきっかけになります。

まだまだ沢山不充分なところがありますが、今後の実践のなかで豊富化し、報告したいと思います。

全国労働安全衛生センターは、この間、労働安全衛生の問題に積極的に取り組んできました。さらにメンタルヘルス・ケアについては専門検討部会を設立して労災申請などの意見交流、情報交流を続けてきました。

このような取り組みのなかでの提案を受け、二〇一〇年十一月、東京に「いじめ　メンタルヘルス労働者支援センター」（次頁参照）を創設しました。

今後はこれまでの活動をさらに発展させ、情報収集・発信や各地で奮闘している仲間の闘いを紹介したりしながら、メンタルヘルス・ケア対策を推し進めていきたいと考えています。

相談窓口

いじめ　メンタルヘルス労働者支援センター
〒160-0008　新宿区三栄町6　　小椋ビル402
TEL　03-6380-4453　　FAX　03-6380-4457
Eメール　imc_44_53@tbz.t-com.ne.jp
HP　http://ijimemental.web.fc2.com/

コミュニティー・ユニオン全国ネットワーク
〒136-0071　江東区亀戸7-8-9　松甚ビル2F
下町ユニオン内
TEL　03-3638-3369　　FAX　03-5626-2423
Eメール　shtmch@ybb.ne.jp

全国労働安全センター連絡会議
〒136-0071　江東区亀戸7-10-1　Zビル5F
TEL　03-3636-3882　　FAX　03-3636-3881
HP　http://www.jca.apc.org/joshrc/

[著者略歴]

メンタルヘルス・ケア研究会

2004 年に東京管理職ユニオンが呼びかけて、各労働組合・ユニオンで相談を受ける側、相談をする側双方の組合員や他の機関で相談活動を担っている者が参加して研究会が開催されました。これまで 70 数回開催しています。

研究会では、具体的相談案件や相談の受け方の検討、厚労省の通達等の検討、関連する資料の読み合わせ、講演会の開催などの活動を行ってきました。その成果はパンフレット『はたらく仲間たちへの「心からの」ラブレター』で報告、これまで 22 号発行しています。

メンタルヘルスの労働相談《ろうどうそうだん》

2011年8月10日　初版第1刷発行　　定価1800円＋税

著　者　メンタルヘルス・ケア研究会©

発行者　高須次郎
発行所　緑風出版
〒113-0033　東京都文京区本郷2-17-5　ツイン壱岐坂
［電話］03-3812-9420　［FAX］03-3812-7262
［E-mail］info@ryokufu.com
［郵便振替］00100-9-30776
［URL］http://www.ryokufu.com/

装　幀　斎藤あかね
制　作　R 企 画　　印　刷　シナノ・巣鴨美術印刷
製　本　シナノ　　用　紙　大宝紙業　　E2000

Printed in Japan　　ISBN978-4-8461-1112-0　C0036

プロブレムQ&A
ひとりでも闘える労働組合読本
［リストラ・解雇・倒産の対抗戦法］
ミドルネット著　【三訂増補版】

A5判変並製
二八〇頁
1900円

派遣・契約・パートなどの非正規労働者問題を増補。個別労働紛争救済機関新設など改正労働法制に具体的に対応。労働条件の切り下げや解雇・倒産に、どう対処したらいいのか？　ひとりでも会社とやり合うための「入門書」。

プロブレムQ&A
「解雇・退職」対策ガイド
［辞めさせられたとき辞めたいとき］
金子雅臣・龍井葉二著　【増補改訂版】

A5判変並製
二六四頁
1900円

リストラ、解雇、倒産に伴う労使間のトラブルは増え続けている。解雇・配置転換・レイオフ・肩たたきにどう対応すればいいのか？　労働相談のエキスパートが新たな倒産法制や改正労働基準法を踏まえ、解決法を完全ガイド。

職場いびり
［アメリカの現場から］
ノア・ダベンポート他著／アカデミックＮＰＯ訳

四六判上製
三二六頁
2400円

職場におけるいじめは、不況の中でますます増えてきている。欧米では「モビング」という言葉で、多角的に研究されている。本書は米国の職場いびりによって会社をやめざるをえなかった体験から問題を提議した基本図書。

転形期の日本労働運動
［ネオ階級社会と勤勉革命］
東京管理職ユニオン編

四六判上製
二二〇頁
2200円

慢性的な不況下、企業の倒産やリストラで失業者は増え続けている。だが、日本の労働運動は組織率が低下し、逆に混迷、無力化しつつある。本書は、一人一人が自立した連合をめざし、今後の展望と運動のありかたを提議した書。

恐竜の道を辿る労働組合
早房長治著

四六判並製
二七二頁
1800円

リストラの嵐の中で雇用を守れず、組織率が低下している労働組合。だが、組合は必要だ。では労働組合の再生は可能か？　そのためにはどんな改革が必要か？　労働組合のあるべき姿を模索し、抜本的改革の必要性を説く。